Série Clínica Médica Ciência e Arte
Editor: ANTONIO CARLOS LOPES

Volume

Psiquiatria na Clínica Médica

SÉRIE CLÍNICA MÉDICA CIÊNCIA E ARTE

Publicações da Sociedade Brasileira de Clínica Médica (SBCM)

Editor: Antonio Carlos Lopes

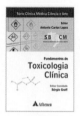

- Fundamentos de Toxicologia Clínica

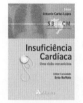

- Insuficiência Cardíaca – Uma Visão Mecanicista

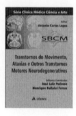

- Transtornos do Movimento, Ataxias e Outros Transtornos Motores Neurodegenerativos

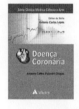

- Doença Coronária

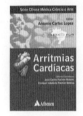

- Arritmias Cardíacas

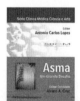

- Asma – Um Grande Desafio

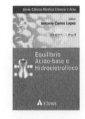

- Equilíbrio Ácido-base e Hidroeletrolítico

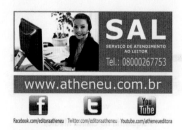

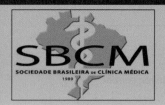

Série Clínica Médica Ciência e Arte
Editor: ANTONIO CARLOS LOPES

Volume

Psiquiatria na Clínica Médica

Editor Convidado

Jair de Jesus Mari

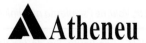

EDITORA ATHENEU

São Paulo	—	Rua Jesuíno Pascoal, 30 Tel.: (11) 2858-8750 Fax: (11) 2858-8766 E-mail: atheneu@atheneu.com.br
Rio de Janeiro	—	Rua Bambina, 74 Tel.: (21) 3094-1295 Fax.: (21) 3094-1284 E-mail: atheneu@atheneu.com.br
Belo Horizonte	—	Rua Domingos Vieira, 319 – conj. 1.104

PRODUÇÃO EDITORIAL: Texto&Arte Serviços Editoriais

PREPARAÇÃO DE TEXTO: Viviane Zeppelini

CAPA: Paulo Verardo

CIP-BRASIL. CATALOGAÇÃO NA PUBLICAÇÃO
SINDICATO NACIONAL DOS EDITORES DE LIVROS, RJ

M285p

Mari, Jair de Jesus
    Psiquiatria na clínica médica / Jair de Jesus Mari, organização Antonio Carlos
Lopes. - 1. ed. - Rio de Janeiro : Atheneu, 2018.
    : il.   (Clínica médica ciência e arte)

Inclui bibliografia
ISBN 978-85-388-0839-8

1. Psiquiatria. I. Lopes, Antonio Carlos. II. Série.

17-44595   CDD: 616.89
                                             CDU: 616.89

MARI, JJ. Série Clínica Médica – Ciência e Arte. Volume Psiquiatria na Clínica Médica.

© *Direitos reservados à EDITORA ATHENEU – São Paulo, Rio de Janeiro, Belo Horizonte, 2018.*

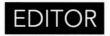

Antonio Carlos Lopes
Professor Titular de Clínica Médica da Escola Paulista de Medicina da Universidade Federal de São Paulo (EPM-Unifesp). Professor Titular de Medicina de Urgência pela EPM-Unifesp. Ex-Diretor da EPM-Unifesp. Coordenador da Residência de Clínica Médica e Afiliado do Setor de Ensino e Pesquisa do Hospital Militar de Área de São Paulo (HMASP).

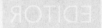

EDITOR

Antonio Carlos Lopes

Professor Titular de Clínica Médica da Escola Paulista de Medicina da Universidade Federal de São Paulo (EPM-Unifesp). Professor Titular de Medicina de Urgência pela EPM-Unifesp. Ex-Diretor da EPM-Unifesp. Coordenador da Residência de Clínica Médica e Afiliado do Setor de Ensino e Pesquisa do Hospital Militar de Área de São Paulo (HMASP).

EDITOR CONVIDADO

Jair de Jesus Mari

Médico Psiquiatra, Ph.D. pelo Instituto de Psiquiatria do King's College de Londres. Professor Titular do Departamento de Psiquiatria da Escola Paulista de Medicina da Universidade Federal de São Paulo (EPM-Unifesp).

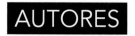

Adriano Resende Lima
Doutor pelo Departamento de Psiquiatria da Escola Paulista de Medicina da Universidade Federal de São Paulo (EPM-Unifesp). Membro Afiliado da Sociedade Brasileira de Psicanálise de São Paulo (SBPSP).

Dalva Poyares
Professora Afiliada e Livre-Docente do Departamento de Psicobiologia da Escola Paulista de Medicina da Universidade Federal de São Paulo (EPM-Unifesp).

Jair de Jesus Mari
Professor Titular do Departamento de Psiquiatria da Escola Paulista de Medicina da Universidade Federal de São Paulo (EPM-Unifesp).

José Alexandre de Souza Crippa
Departamento de Neurociências e Ciências do Comportamento da Faculdade de Medicina de Ribeirão Preto da Universidade de São Paulo (FMRP-USP).

Luís Fernando Tófoli
Psiquiatra. Professor Doutor do Departamento de Psicologia Médica e Psiquiatria da Faculdade de Ciências Médicas da Universidade Estadual de Campinas (FCM-Unicamp). Doutor em Psiquiatria pela Faculdade de Medicina da da Universidade de São Paulo (FMUSP).

Miguel Roberto Jorge
Professor-Associado e Livre-Docente em Psiquiatria Clínica da Escola Paulista de Medicina da Universidade Federal de São Paulo (EPM-Unifesp).

Raimundo Nonato Delgado Rodrigues
Professor-Adjunto da Faculdade de Medicina da Universidade de Brasília (FM-UnB). Unidade do Sono – Hospital Santa Helena, Brasília (DF).

Ricardo de Almeida Prado
Médico Psiquiatra e Psicanalista. Coordenador do Programa de Atendimento e Estudos de Somatização do Departamento de Psiquiatria da Escola Paulista de Medicina da Universidade Federal de São Paulo (EPM-Unifesp).

Rocío Martín-Santos
Serviço de Psiquiatria e Psicologia do Hospital Clínic, Institut d'investigacions Biomèdiques August Pi i Sunyer (Idibaps), Centro de Investigación en Red de Salud Mental (Cibersam) e Departamento de Psiquiatria e Psicobiologia Clínica da Faculdade de Medicina da Universitat de Barcelona (UB).

Sandra Fortes

Psiquiatra, Professora-Adjunta de Saúde Mental e Psicologia Médica da Faculdade de Ciências Médicas da Universidade do Estado do Rio de Janeiro (FCM-UERJ). Coordenadora do Laboratório Interdisciplinar de Pesquisa em Atenção Primária à Saúde (Lipaps) da UERJ.

Sergio Luís Blay

Doutor em Psiquiatria pela Escola Paulista de Medicina da Universidade Federal de São Paulo (EPM-Unifesp). Professor Titular da EPM-Unifesp.

DEDICATÓRIA

Dedico este livro a todos os profissionais de saúde que aprenderam a se colocar no lugar do outro e desvendar seu universo com amor e compaixão.

APRESENTAÇÃO DA SÉRIE

"A Medicina é ciência, arte e intuição."
Antonio Carlos Lopes

Medicina não é apenas entender a ação de substâncias no organismo, verificar o funcionamento dos órgãos ou realizar procedimentos cirúrgicos precisos. O médico deve, acima de tudo, estar preparado para construir o próprio conhecimento com o objetivo de bem tratar os pacientes, e não apenas as doenças que os acometem. No escopo romântico desse pensamento que sempre norteou as ações da Sociedade Brasileira de Clínica Médica (SBCM), retomamos agora a produção desta já consagrada *Série Clínica Médica – Ciência e Arte*.

Em busca da democratização do conhecimento, um dos mais importantes pilares da nossa entidade, trazemos nesta coleção a discussão aprofundada de temas de alta relevância para o clínico no exercício da sua profissão que é, essencialmente, uma combinação de ciência, vocação e amor pelo semelhante.

Os editores convidados, especialistas reconhecidos em suas áreas, contaram com a colaboração de médicos e professores que contemplam a experiência clínica, associada ao conhecimento moderno sobre o tema abordado.

Temos a certeza de que a SBCM, por meio desta Série, estará cumprindo mais uma vez com o importante papel de trazer a informação da maneira mais completa possível, traduzida em uma linguagem de agradável leitura.

Antonio Carlos Lopes

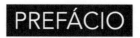

PREFÁCIO

O objetivo central deste livro é apresentar os principais problemas de saúde mental que se manifestam na clínica médica, considerando a máxima de que não há saúde sem saúde mental. Nosso primeiro trabalho nessa área se iniciou em 1981, quando decidimos fazer um doutorado no Departamento de Psiquiatria na unidade de Prática Clínica do Instituto de Psiquiatria da Universidade de Londres, sob a supervisão do Professor Michael Shepherd, um dos pioneiros em abordar a importância do treinamento em saúde mental para médicos e profissionais de saúde da atenção primária. Os estudos epidemiológicos apontavam para uma frequência elevada de transtornos mentais na população, já que se percebeu que esses transtornos eram muito comuns na clínica geral. Nessa linha de pesquisa, decidimos coletar dados sobre a saúde mental de pacientes em dois centros de atenção básica e um ambulatório de clínica geral na cidade de São Paulo. Constatamos que metade dos pacientes apresentava alguma demanda clinicamente relevante na área de saúde mental. Vários estudos se seguiram, todos comprovando a veracidade da extensão e magnitude da presença dos transtornos mentais em populações clínicas.

As avaliações da saúde mental em estudos populacionais demonstraram que 90% da morbidade psiquiátrica dizia respeito a distúrbios não psicóticos, sobretudo depressão e ansiedade, ao lado de queixas inespecíficas e somáticas. A maior parte desses transtornos vai aparecer nas unidades básicas de saúde em ambulatórios de especialidade não psiquiátricos. O médico não especialista tem, portanto, papel primordial na identificação e no tratamento dos transtornos mentais de menor gravidade no nível populacional. Aprendemos com os dados apurados que os estados de ansiedade, depressão, transtornos somatoformes, insônia e os problemas de saúde mental do idoso fazem parte do dia a dia do clínico geral. A construção deste livro se deu a partir dessa lacuna do conhecimento. O objetivo é fornecer para o médico não especialista conceitos básicos da saúde mental, que vão permitir a ele lidar com esses problemas de uma forma lúdica e segura. O médico que apreender esses ensinamentos vai se aproximar muito mais do seu paciente, e se tornar um profissional bem melhor.

O primeiro capítulo traz um breve histórico dos resultados epidemiológicos relacionados à saúde mental em populações clínicas do Brasil e do exterior, com destaque para os ingredientes necessários para um treinamento adequado dos profissionais.

O segundo capítulo aborda a diferença entre tristeza e depressão, ensina a avaliar os seus diferentes níveis de gravidade, descreve as principais doenças médicas que se associam à depressão e sugere os principais recursos medicamentosos e psicossociais que fazem parte do arsenal terapêutico do clínico geral. A ansiedade é uma característica importante da nossa população – estudos recentes realizados em São Paulo e Rio de Janeiro apontam para uma prevalência próxima de 10% na população no período de um ano.

O terceiro capítulo apresenta os principais diagnósticos dos estados de ansiedade (fobia social, pânico, agorafobia e ansiedade generalizada), sua associação com enfermidades médicas e o manejo clínico dessas síndromes.

O cuidado dos pacientes com transtornos somatoformes – um verdadeiro desafio para o clínico geral, dadas as queixas vagas e inespecíficas que os pacientes relatam – é abordado no capítulo quatro. O texto traz recomendações de como lidar com essas situações, descreve a intersecção desses sintomas com estados ansiosos-depressivos e delineia os principais sistemas orgânicos envolvidos na síndrome (gastrointestinal, cardiorrespiratório e musculoesquelético).

Vivemos numa sociedade que está envelhecendo em alta velocidade, com aumento expressivo da longevidade e das consequentes condições clínicas que acompanham esse ciclo da vida. O capítulo cinco é dedicado aos transtornos mentais nos idosos. Ele contém os principais quadros de demência, o seu diagnóstico diferencial em relação à depressão, os principais fatores desencadeantes de transtorno mental no idoso e o seu manejo clínico, farmacológico e psicossocial.

A insônia é uma condição de prevalência alta em populações clínicas, o que é abordado no capítulo seis, que traz as diretrizes clínicas para o diagnóstico acurado da insônia. O capítulo descreve a estreita relação da insônia com os transtornos mentais, ensina como avaliar a gravidade do sintoma e resume os principais agentes farmacológicos adotados no seu tratamento.

Os convidados para escrever esses capítulos fazem parte de uma psiquiatria moderna, que mescla ciência e arte, são atuantes e reconhecidos no âmbito internacional nos seus respectivos campos de conhecimento. São profissionais com domínio pleno e larga experiência clínica nas condições clínicas que abordaram. Este livro traz, portanto, uma síntese das principais condições de saúde mental presentes em populações clínicas, oferecendo ao clínico um conhecimento que fará de sua prática um combinado de ciência e arte.

Jair de Jesus Mari

INTRODUÇÃO

A ocorrência dos transtornos mentais e do abuso de substância está crescendo no Brasil e já representa 19% da carga total das doenças no país. Para se ter uma ideia, os transtornos neuropsiquiátricos são responsáveis por 34% dos anos de vida vivenciados com incapacidade e 18,6% dos anos de vida perdidos por incapacidade no país (DALYS). São vários os fatores que explicam a elevada prevalência de transtornos mentais em nossa população. Por exemplo, a mudança nas últimas décadas do perfil demográfico predominante, do meio rural para o meio urbano, com o predomínio de cidades com população acima de meio milhão de habitantes, pode estar relacionada com o aumento dos estados de ansiedade, observado nos estudos populacionais realizados no país. Essa mudança migratória resultou na acentuação de condições habitacionais precárias, dificuldades de inserção ocupacional, falta de lazer e violência decorrente da desigualdade social. Outro fator importante pode ter sido o aumento da longevidade concomitante à redução das taxas de fertilidade, decorrentes da transição epidemiológica. Essa combinação de fatores resulta no incremento dos transtornos mentais entre os idosos, como a depressão e os estados demenciais.

O fato é que passamos a conviver com um elevado nível de depressão e ansiedade na população, sendo a depressão um dos componentes mais importantes de incapacitação em nosso meio. Contudo, apenas 50% das pessoas que apresentam quadros depressivos moderados e graves estão em tratamento. Convivemos com uma carência expressiva de tratamento, ocasionada por vários motivos: preconceito, estigma, baixa cobertura, custo econômico. Para evitar possíveis excessos, e que problemas relevantes deixem de ser notados, devemos aprofundar o treinamento nos cursos de graduação para capacitar o médico não especialista na identificação e tratamento dos transtornos mentais presentes nas populações clínicas. Um médico bem treinado pode dar conta de mais de 90% desses casos na clínica geral, encaminhando para o especialista somente os pacientes mais graves e/ou que não responderam ao tratamento. Uma participação mais ativa do clínico geral no cuidado à saúde mental deve contribuir para reduzir a lacuna de tratamento existente, contribuindo para a redução da incapacitação relacionada com os transtornos neuropsiquiátricos na população.

Jair de Jesus Mari

SUMÁRIO

1. **Transtornos Mentais na Clínica Geral, 1**
   Jair de Jesus Mari
   Adriano Resende Lima

2. **Tratamento da Depressão na Clínica Geral, 9**
   Miguel Roberto Jorge

3. **Transtornos de Ansiedade na Clínica Geral, 21**
   José Alexandre de Souza Crippa
   Rocío Martín-Santos

4. **Diagnóstico e Tratamento dos Transtornos Somatoformes, 35**
   Sandra Fortes
   Ricardo de Almeida Prado
   Luís Fernando Tófoli

5. **Transtornos Mentais nos Idosos, 51**
   Sergio Luís Blay

6. **Diagnóstico e Tratamento da Insônia, 63**
   Dalva Poyares
   Raimundo Nonato Delgado Rodrigues

   Índice Remissivo, 85

CAPÍTULO 1

Transtornos Mentais na Clínica Geral

Jair de Jesus Mari
Adriano Resende Lima

CONTEXTO HISTÓRICO

Os antigos gregos e romanos entendiam a doença mental como predominantemente psíquica, predominantemente somática ou a mistura de ambas. As três dimensões nas inter-relações entre corpo e mente mostravam-se, então, delineadas. Desde as concepções iniciais de Hipócrates (460-370 a.C.), alusivas aos quatro humores fundamentais, passando pelas observações do grande clínico romano Galeno (130-200 d.C.), o qual verificou as íntimas e recíprocas relações causais entre fatores psíquicos e somáticos, a clínica médica e a psicopatologia (ciência e investigação)/psiquiatria (aplicação da ciência; medicina) constituem áreas do conhecimento mutuamente relacionadas, cujos respectivos objetos de estudo convergem-se para um ponto comum: o paciente e seu sofrimento.[1]

SAÚDE MENTAL E SEUS AVANÇOS

O incremento das doenças crônicas e o envelhecimento das populações modificaram o perfil sociodemográfico na maioria das sociedades ocidentais. Com a introdução do conceito de carga das doenças, os transtornos mentais, com sua alta prevalência na população geral e seus impactos na morbiletalidade global, adquiriram posição de relevância, em termos de saúde pública. A maioria dos transtornos mentais se inicia nas primeiras décadas de vida,[2] tem curso crônico e impacto negativo na qualidade de vida.[3] Apesar do reconhecimento do impacto dos transtornos mentais na morbidade, não há a devida priorização desse tema nas políticas públicas, seja por estigma ou por crenças anacrônicas de pouca efetividade dos tratamentos disponíveis. A psiquiatria tem revelado importantes avanços em diversas áreas, a saber:

- Os esforços recentes da nosografia psiquiátrica para o estabelecimento de um sistema diagnóstico multiaxial, abrangente, por meio de critérios e categorias diagnósticas bem estabelecidas, com subsequentes benefícios para o estabelecimento de terapêuticas mais específicas e racionais, além da utilização desse sistema como padronização para instrumentos de pesquisa.

- O desenvolvimento das terapias biológicas, por meio da ampliação e da diversificação do espectro farmacoterápico, associado a uma melhor adaptação das intervenções psicoterapêuticas e psicossociais aos novos paradigmas científicos.

- Avanços nas pesquisas, desde a biologia molecular, passando pela genética e por suas múltiplas interações gene-ambiente, até o campo das pesquisas epidemiológicas e clínicas.

A partir dos avanços citados, destaca-se o papel da psiquiatria na medicina moderna e, ato contínuo, sua bem-vinda aproximação da clínica médica.

ESTUDOS EPIDEMIOLÓGICOS E SUA RELEVÂNCIA

Levantamentos epidemiológicos populacionais, realizados no Brasil, em população adulta, considerando-se o período de 1 ano, apontam prevalência aproximada de 30% para os transtornos mentais.[4] Quando essa prevalência é ajustada aos casos que demandam algum tipo de cuidado médico, chega-se se à estimativa em torno de 20%. Em um período de 12 meses, um quinto da população adulta gera algum tipo de atenção em saúde mental. Considerando-se a distribuição entre sexos, observa-se, entre as mulheres, maior prevalência de transtornos de ansiedade (9,0%), seguidos dos somatoformes (3,0%) e, posteriormente, dos transtornos depressivos (2,6%). Na população masculina, o abuso de álcool é o transtorno mais prevalente (10%), seguindo-se dos transtornos de ansiedade (4,3%).

A partir desses dados, conclui-se que, entre as mulheres, há maior prevalência de manifestações do espectro ansioso-depressivo, enquanto, entre os homens, destaca-se o abuso de álcool. Em termos gerais, com base em estudos realizados na comunidade, os transtornos mentais são mais comumente observados na população feminina, tornam-se mais frequentes com o avançar da idade e apontam para excessos em extratos de baixa renda.[5]

O IMPACTO DE FATORES PSICOSSOCIAIS

Um estudo populacional realizado em Pelotas (RS) estimou prevalência de 22,7% para os transtornos mentais comuns (espectro depressivo-ansioso), bem como sua relação com eventos de vida produtores de estresse (estressores psicossociais).[6] Em outra investigação, sobre o efeito de eventos de vida estressantes, utilizando-se dados de uma coorte constituída por 4.030 funcionários de uma universidade, a prevalência estimada para transtornos mentais comuns foi de 29%, encontrando-se associação estatística positiva com problemas financeiros graves, agressão física, mudança forçada de moradia, doença grave, rompimento de relação amorosa, internação hospitalar, assalto ou roubo.[7] Ludermir e Costa[8] conduziram estudo de corte transversal, a partir do qual foi verificada prevalência de 36% para os transtornos mentais comuns, com forte associação com carência de apoio social, baixa escolaridade e renda precária. A prevalência mais elevada de transtornos mentais nas classes menos favorecidas apresenta relações estreitas com eventos estressantes. Embora esses eventos nem sempre possam ser evitados, suas implicações poderiam ser eventualmente minimizadas, pela presença de suporte social adequado.

A prevalência de 39,4% para transtornos mentais comuns foi estimada em amostra de 2.055 mulheres maiores de 15 anos, residentes em Feira de Santana (BA).[9] Esse porcentual elevou-se para 48,1%, em se tratando de mulheres com alta sobrecarga doméstica, diminuindo para 22,5% em situações de baixa sobrecarga. Adicionalmente, avaliou-se a saúde mental de 1.087 mães de crianças com diagnóstico de asma brônquica, as quais foram incluídas em uma coorte na cidade de Salvador. Essa investigação revelou prevalência de 37,4% para transtornos mentais comuns entre essas mães.[10]

ESTUDOS DE MORBIDADE PSÍQUICA NA CLÍNICA GERAL

Diversos estudos epidemiológicos foram realizados, em diferentes partes do globo, com o objetivo de se avaliarem a magnitude e a natureza dos transtornos mentais encontrados na clínica geral. Considerando-se que a gravidade desses transtornos fosse comparável às encontradas nos ambulatórios especializados em saúde mental, a mediana da prevalência aproxima-se de 25%. Estudo de Ansseau et al.[11] avaliou a prevalência dos chamados "common mental disorders", em população adulta, no nível da atenção primária. Os resultados revelaram frequência de 42,5% dos pacientes com algum tipo de transtorno, sendo encontrados 31% de transtornos depressivos, 19% de transtornos ansiosos, 18% de transtornos somatoformes e 10,1% de abuso/dependência ao álcool. Esses achados corroboraram a verificação de significativa prevalência dos transtornos mentais comuns no nível da atenção primária. Kroenke[12] verificou que pelo menos 33% das queixas somáticas, em nível da atenção primária, são clinicamente "inexplicáveis" e, nesse contexto, examinou a estreita relação entre essas queixas somáticas e as manifestações do espectro depressivo-ansioso. Outro estudo, conduzido por Katon e Walker,[13] demonstrou que quatorze sintomas físicos comuns são responsáveis por quase metade das visitas à atenção primária nos Estados Unidos, e que apenas 10 a 15% desses sintomas estariam relacionados a etiologias orgânicas. O estudo também demonstrou relação positiva entre sintomas clínicos inexplicáveis e os transtornos do espectro depressivo-ansioso. Os autores concluíram que esses sintomas suscitam intensas frustrações aos clínicos gerais, sobrecarregam o sistema de saúde e demandam custos desproporcionais.

MORBIDADE EM POPULAÇÕES CLÍNICAS NO BRASIL

Em um estudo precursor, Mari adaptou instrumentos de pesquisa para se avaliarem os transtornos mentais na atenção primária no Brasil.[14,15] Foi encontrada frequência de 46% de transtornos afetivos. Os transtornos mentais mais prevalentes, na clínica geral, foram os de ansiedade, seguidos pelos depressivos e, posteriormente, pelos transtornos somatoformes.[16] Maragno et al.,[17] em um estudo populacional na cidade de São Paulo (SP), avaliou uma amostra aleatória de domicílios, em áreas com e sem atuação do Programa Saúde da Família. Os autores encontraram 24,95% de casos suspeitos de transtornos mentais comuns. Essa prevalência se mostrou associada ao sexo feminino, aos indivíduos com mais de 18 anos, à baixa escolaridade e à menor renda per capita. Fortes et al. avaliaram os transtornos mentais no Programa Saúde da Família em Petrópolis (RJ), encontrando-se frequência de 56% de transtornos mentais comuns, principalmente ansiedade e depressão, incluindo-se, adicionalmente, elevada presença de transtorno do estresse pós-traumático (TEPT).[18] Goldberg e Huxley[19] concluíram que 90% da morbidade psiquiátrica diz respeito a transtornos mentais não psicóticos, sendo que essa morbidade se manifesta de forma prevalente nos centros de atenção primária, destacando-se, pois, o papel essencial do médico não especialista e dos profissionais de saúde no acolhimento inicial dessa população.

ASSOCIAÇÕES ENTRE TRANSTORNOS MENTAIS E PATOLOGIAS CLÍNICAS GERAIS

David Goldberg sugeriu uma classificação que levasse em consideração a complexa relação entre o transtorno mental e os quadros clínicos.[19] Na doença física, com transtorno mental secundário, todos os sintomas psíquicos podem ser atribuídos à doença clínica. O tratamento do transtorno mental não remove os sintomas físicos, e o quadro psíquico não teria ocorrido sem a patologia clínica. À guisa de exemplo, um número maior de manifestações psíquicas pode ser esperado nas seguintes condições orgânicas: transtornos neurológicos, cardiopatias, doenças pulmonares crônicas, neoplasias, incapacitações físicas e artrites. Por outro lado, há de se distinguirem as situações em que as manifestações psicopatológicas não são apenas secundárias, mas, mormente, consequências diretas de patologias orgânicas (como, por exemplo, no caso do hipotireoidismo e das anemias). A incidência de depressão dobra na presença de diabetes, hipertensão, doença coronariana, falência do miocárdio, e triplica na doença renal crônica, doença obstrutiva pulmonar crônica e doença cerebrovascular. Em estudo de prevalência, em 60 países, os pacientes portadores de duas ou mais doenças crônicas concomitantes apresentavam prevalência anual de 23%, enquanto os controles saudáveis de 3,2%.[20] Estudo longitudinal, conduzido por Patten, acompanhou 11.859 pacientes que não apresentavam depressão e verificou que, em um período de 2 anos, 3,5% tinham desenvolvido algum episódio depressivo novo.[21] Em populações clínicas, 1 ano após o diagnóstico de câncer, ou após internação por infarto, cerca de 20% desenvolvem um episódio novo de depressão. A depressão é consequência comum de cardiopatias, acidente vascular cerebral (AVC) e HIV/Aids. Na patologia clínica com transtorno mental não relacionado, não existiria vínculo entre os dois, sendo que o tratamento de um não afetaria o outro. No transtorno mental somatizado, a consulta é motivada pelos sintomas físicos, e o paciente atribui as queixas à doença física, mas um transtorno mental é claramente diagnosticável; o tratamento deste aliviaria ou removeria os sintomas físicos. No transtorno mental isolado, os sintomas somáticos são ausentes, ou o paciente os considera decorrência do transtorno mental.

O TRANSTORNO MENTAL GERA PATOLOGIAS CLÍNICAS?

As células *natural killers* (NK) formam um tipo de linfócitos citotóxicos que constitui um componente central do sistema imunológico na rejeição de tumores e células infectadas por vírus. As mudanças imunológicas que ocorrem na depressão incluem: aumento dos glóbulos brancos e neutrófilos, ativação de cascatas pró-inflamatórias, e redução das células NK.[22] Essas reduções de células NK e linfócitos T, observadas na depressão, induzem baixa de resistência em outras patologias, mormentemente, nas clássicas infecções por HIV.

A elevação plasmática das citocinas inflamatórias e o estresse oxidativo dela derivado, associados à hiperatividade corticotrófica, contribuem para patologias como aterosclerose, risco aumentado de AVC e infarto do miocárdio.[23] A depressão também aumenta o risco para doenças coronarianas, sendo fator independente no risco de mortalidade.[24] Essa depressão é associada com o desenvolvimento de câncer de colo retal, dores lombares, síndrome do colo irritável e esclerose múltipla. Na gravidez, está associada com atrasos no desenvolvimento neuropsicomotor na infância e elevação da taxa de mortalidade.

Os transtornos mentais podem acarretar impactos significativos na piora do prognóstico de patologias clínicas. Pacientes com depressão tendem a negligenciar o tratamento e não aderem às recomendações prescritas, o que impacta diretamente na qualidade de vida e na longevidade. A depressão piora o prognóstico dos pacientes com doença coronariana, AVC e diabetes. Relevante se faz ressaltar que muitos dos sintomas que acompanham a depressão podem ser consequências da patologia clínica. Perda do apetite, falta de energia, perda de peso e insônia são sintomas comuns da depressão e de várias condições clínicas, como a anemia. Os clínicos podem identificar melhor os casos de depressão isolados do que quando acompanhados por patologias clínicas. Para se distinguir a depressão de um transtorno somático, o clínico deve ficar atento a cinco sintomas primordiais:

1. humor depressivo;
2. perda de interesse nas atividades cotidianas (anedonia);
3. sentimento de inferioridade, presença de baixa autoestima;
4. prejuízo importante da concentração; e
5. presença de pensamentos mórbidos e ideações suicidas.

TRANSTORNOS MENTAIS NA ATENÇÃO PRIMÁRIA: O PAPEL DO CLÍNICO GERAL

Resultados de estudos epidemiológicos estimam que apenas um em vinte casos psiquiátricos seja encaminhado ao médico especialista. Assim, ressalta-se a relevância do clínico geral no atendimento inicial aos pacientes que sofrem de algum tipo de transtorno mental. Esse fenômeno é também observado em países como Inglaterra, Estados Unidos, Canadá, entre outros.

A prática clínica do médico não especialista engendra treinamento apropriado concernente ao diagnóstico e ao tratamento inicial dos transtornos mentais mais prevalentes na atenção primária. Dentre os transtornos mentais comuns na prática clínica, destacam-se os transtornos ansiosos, depressivos, somatoformes e o abuso/dependência ao álcool. Relevante estudo, conduzido por Lowe et al.,[25] identificou dezoito preditores de morbidade psiquiátrica no atendimento clínico a pacientes ambulatoriais. Dentre eles, destacaram-se quatro: nervosismo, humor deprimido, queixas somáticas e sentimento de fadiga. A identificação desses quatro relevantes preditores indicaria forte associação com transtornos mentais e a subsequente verificação da necessidade de encaminhamento para avaliações mais específicas.

Tem havido crescente interesse no impacto da morbidade geral e do tratamento dos transtornos ansiosos. A despeito da importância do transtorno de pânico, mais comumente diagnosticado na prática clínica, atenção insuficiente tem sido dada ao transtorno de ansiedade generalizada (TAG). Segundo Roy-Byrne e Wagner,[26] a prevalência média do TAG, com base na *National Comorbidity Survey*, gira em torno de 5,8%, com taxas que variam entre 2,8 e 8,5%. O estudo destaca a relevância do TAG, em nível da atenção primária, na medida em que se observou relação positiva entre o transtorno e o aumento da procura pelos serviços médicos de emergência, hospitalizações, demanda por testes laboratoriais e elevação dos custos farmacêuticos. Embora o estudo tenha sido realizado nos Estados Unidos, acredita-se que os achados são semelhantes aos dos serviços de saúde do Brasil.

Outra manifestação psicopatológica que engendra atenção dentre os transtornos ansiosos é o TEPT. Dados epidemiológicos apontam para prevalência do TEPT entre 1 e 14%. Acredita-se que existam dificuldades maiores, por parte dos clínicos, no reconhecimento desse transtorno, o que justificaria essa prevalência com ampla taxa de variação. Estudo de Lecrubier[27] enfocou a baixa taxa de diagnóstico do TEPT em clínicas de atenção primária nos Estados Unidos e em Israel, ressaltando que a prevalência do transtorno é significativamente superior às usualmente verificadas. Dentre os possíveis fatores, observaram-se dificuldades dos clínicos na investigação de eventuais relatos de violência doméstica/urbanas, como também em outras situações emocionalmente traumáticas. O estudo enfatiza que, "surpreendentemente, pouco é conhecido sobre o TEPT em nível dos cuidados primários", cuja prevalência necessitaria ser mais bem avaliada por amplos estudos epidemiológicos.

A relevância do clínico na detecção precoce de transtornos mentais também se estende, em larga medida, para as manifestações depressivas. Piterman et al.[28] realizaram estudo para avaliar o impacto da depressão na prática clínica geral. Os resultados mostraram prevalência de depressão nos atendimentos em atenção primária que variaram, conforme o método utilizado, entre 0,6 e 36%. Os autores sustentam que em torno de 95% dos casos são passíveis de diagnóstico e tratamento pelo clínico geral.

Outro estudo, conduzido por Pyne et al.,[29] avaliou a relação custo-efetividade na implementação de programas de intervenção terapêutica para os casos de depressão na atenção primária. Os resultados obtidos revelaram que, considerando os benefícios advindos da efetivação dos programas, proporcionalmente, não foram verificados incrementos substanciais de custos àqueles já observados em programas preexistentes. Os autores ressaltaram o impacto benéfico de treinamentos adequados, educação médica continuada e monitoração de clínicos gerais para o acolhimento inicial e atendimento a pacientes portadores do diagnóstico de depressão. Dados estatísticos, concernentes ao uso de psicofármacos, corroboram a importância do clínico como porta de entrada para os pacientes que sofrem de transtornos mentais; dentre eles – e principalmente –, os depressivos.

Mari et al.,[30] em pesquisa epidemiológica, verificaram que aproximadamente 10% da população, no período de um ano, faz uso de algum psicofármaco. O maior consumo verificado foi o de benzodiazepínicos, cujos números apontam para 60% de prescrições feitas pelo clínico geral e 15% pelos cardiologistas. Os psiquiatras responderiam por apenas 10% desse total. Sttaford et al. verificaram que, em nível da atenção primária nos Estados Unidos, embora tenha havido elevação crescente na prescrição de antidepressivos inibidores seletivos da recaptação da serotonina (ISRS) para o tratamento dos transtornos depressivos, a taxa de prescrição de benzodiazepínicos permanece elevada e, portanto, inconsistente com as recomendações das recentes diretrizes clínicas.[31]

Com o objetivo de se avaliar o impacto dos transtornos mentais comuns nas incapacitações funcionais e a consistência transcultural dos achados, Ormel et al. desenvolveram estudo de corte transversal, com amostra inicial de 25.916 voluntários, no qual instrumentos validados foram utilizados para se avaliarem associações entre psicopatologia (*Composite International Diagnostic Interview* – CIDI) e saúde geral (*General Health Questionnaire* – GHQ). Os autores verificaram estreita relação entre psicopatologia e incapacitações funcionais com impacto direto sobre a morbidade clínica de populações gerais em diversas culturas.[32]

A partir das questões destacadas, torna-se evidente o papel crucial do clínico geral no atendimento e no acolhimento inicial aos portadores dos transtornos mentais mais prevalentes (*commom mental disorders*).

CONCLUSÃO

Os transtornos mentais mais graves devem ser tratados pelo especialista, mas a frequência elevada de transtornos ansiosos, depressivos e somatoformes confere ao clínico geral posição de destaque no cuidado à saúde mental. No entanto, essa evidência não se traduziu em mudanças significativas no ensino de psiquiatria na graduação médica e nas atitudes gerais dos médicos diante dos transtornos mentais. Modelos de ensino que combinem treinamento adequado para a entrevista de pacientes e investigação diagnóstica, associados ao uso ponderado de psicofármacos, necessitam ser mais bem desenvolvidos para se atingir bom nível de ensino em saúde mental, conforme as necessidades imperativas da boa prática clínica.

REFERÊNCIAS

1. Colp R. History of Psychiatry. In: Sadock BJ, Sadock VA, Ruiz P (ed.). Comprehensive textbook of psychiatry. New York: Williams & Wilkins; 1995. p. 2777.

2. Gore FM, Bloem PJ, Patton GC, Ferguson J, Joseph V, Coffey C, et al. Global burden of disease in young people aged 10-24 years: a systematic analysis. Lancet. 2011;377(9783):2093-102.

3. Murray CJ, Lopez AD. The Global Burden of Disease: a comprehensive assessment of mortality and disability from diseases, injuries, and risk factors in 1990 and projected to 2020. Harvard: Harvard School of Public Health; 1996.

4. Andrade LH, Wang YP, Andreoni S, Silveira CM, Alexandrino-Silva C, Siu ER, et al. Mental disorders in megacities: findings from the São Paulo megacity mental health survey, Brazil. PLoS One. 2012;7(2):e31879.

5. Almeida-Filho N, Mari JJ, Coutinho E, França J, Fernandes J, Andreoli SB, et al. Brazilian multicentric study of psychiatric morbidity. Br J Psychiatry. 1997;171:524-9.

6. Lima MS, Beria JU, Conceição AT, Mari JJ. Stressful life events and minor psychiatric disorders: a estimate of the population attributable fraction in a Brazilian community-based study. Int J Psychiatry Med. 1996;26(2):211-22.

7. Lopes CS, Faerstein E, Chor D. Stressful life events and common mental disorders: results of the Pro-Saude Study. Cad Saúde Pública. 2003;19(6):1713-20.

8. Ludermir AB, Costa AG. Transtornos mentais comuns e apoio social: estudo em comunidade rural da Zona da Mata de Pernambuco, Brasil. Cad Saúde Pública. 2005;21(1):73-9.

9. Araújo TM, Pinho PS, Almeida MM. Prevalência de transtornos mentais comuns em mulheres e sua relação com as características sociodemograficas e trabalho doméstico. Rev Bras Saúde Matern Infant. 2005;5(3):337-48.

10. Barreto do Carmo MB, Neves Santos D, Alves Ferreira Amorim LD, Fiaccone RL, Souza da Cunha S, Cunha Rodrigues L, et al. Minor psychiatric disorders in mothers and asthma in children. Soc Psychiatry Psychiatr Epidemiol. 2009;44(5):416-20.

11. Ansseau M, Dierick M, Buntinkx F, Cnockaert P, De Smedt J, Van Den Haute M, et al. High prevalence of mental disorders in primary care. J Affect Disord. 2004;78(1):49-55.

12. Kroenke K. Patients presenting with somatic complaints: epidemiology, psychiatric comorbidity and management. Int J Methods Psychiatr Res. 2003;12(1):34-43.

13. Katon WJ, Walker EA. Medically unexplained symptoms in primary care. J Clin Psychiatry. 1998;59 Suppl 20:15-21.

14. Mari JJ, Williams P. A comparison of the validity of two psychiatric screening questionnaires in Brazil, using ROC analysis. Psychol Med. 1985;15(3):651-9.

15. Mari JJ, Williams P. A validity study of a psychiatric screening questionnaire (SRQ-20) in primary care in the city of São Paulo. Br J Psychiatry. 1986;148:23-6.

16. Mari JJ. Psychiatric morbidity in three primary medical care clinics in the city of São Paulo. Issues on the mental health of the urban poor. Soc Psychiatry. 1997;22(3):129-38.

17. Maragno L, Goldbaum M, Gianini RJ, Novaes HM, César CL. Prevalence of common mental disorders in a population covered by the Family Health Program (QUALIS) in São Paulo, Brazil. Cad Saúde Pública. 2006;22(8):1639-48.

18. Fortes S, Villano LA, Lopes CS. Nosological profile and prevalence of common mental disorders of patients seen at the Family Health Program (FHP) units in Petrópolis, Rio de Janeiro. Rev Bras Psiquiatr. 2008;30(1):32-7.

19. Goldberg D, Huxley P. Common mental disorders. A biosocial model. London: Routledge; 1992.

20. Moussavi S, Chatterji S, Verdes E, Tandon A, Patel V, Ustun B. Depression, chronic diseases, and decrements in health: results from the World Health Surveys. Lancet. 2007;370(9590):851-8.

21. Patten SB. Long-term medical conditions and major depression in a Canadian population study at waves 1 and 2. J Affect Disord. 2001;63(1-3):35-41.

22. Nakata A, Irie M, Takahashi M. Psychological distress, depressive symptoms, and cellular immunity among healthy individuals: a 1-year prospective study. Int J Psychophysiol. 2011;81(3):191-7.

23. Zunszain PA, Hepgul N, Pariante CM. Inflammation and depression. Curr Top Behav Neurosci. 2013;14:135-5.

24. Serrano CV Jr, Setani KT, Sakamoto E, Andrei AM, Fraguas R. Association between depression and development of coronary artery disease: pathophysiologic and diagnostic implications. Vasc Health Risk Manag. 2011;7:159-64.

25. Lowe B, Grafe K, Kroenke K, Zipfel S, Quenter A, Wild B, et al. Predictors of psychiatric comorbidity in medical outpatients. Psychossom Med. 2003;65(5):764-70.

26. Roy-Byrne PP, Wagner A. Primary care perspectives on generalized anxiety disorder. J Clin Psychiatry. 2004;65 Suppl 13:20-6.

27. Lecrubier Y. Posttraumatic stress disorder in primary care: a hidden diagnosis. J Clin Psychiatry. 2004;65 Suppl 1:49-54.

28. Piterman L, Blashki G, Liaw T. Depression in general practice. Aust Fam Psysician. 1997;26(6):720-5.

29. Pyne JM, Rost KM, Zhang M, Williams DK, Smith J, Fortney J. Cost-effectiveness of a primary care depression intervention. J Gen Intern Med. 2003;18(6):492-3.

30. Mari JJ, Almeida-Filho N, Coutinho E, Andreoli SB, Miranda CT, Streiner DL. The epidemiology of the psychotropic use in the city of São Paulo. Psychol Med. 1993;23:467-74.

31. Stafford RS, Ausiello JC, Misra B, Saglam D. National patterns of depression treatment in primary care. Prim Care Companion J Clin Psychiatry. 2000;2(6):211-6.

32. Ormel J, VonKorff M, Ustun TB, Pini S, Korten A, Oldehinkel T. Common mental disorders and disability across cultures. Results from the WHO collaborative study on psychological problems in general health care. JAMA. 1994;272(22):1741-8.

CAPÍTULO 2

Tratamento da Depressão na Clínica Geral

Miguel Roberto Jorge

INTRODUÇÃO

Tristeza/depressão pode ser um sentimento normal, um sintoma ou uma doença. Dessa maneira, é fundamental distinguir o que constitui um caso clínico de manifestações emocionais normais que uma pessoa possa apresentar, conforme as circunstâncias que ela esteja vivendo. Por outro lado, não é por se poder compreender o motivo pelo qual uma pessoa se apresenta triste que afasta a possibilidade de ela necessitar de tratamento (ainda que não necessariamente medicamentoso). Um critério adotado desde 1980 pela American Psychiatric Association (APA) em seu *Manual Diagnóstico e Estatístico de Transtornos Mentais* (DSM), que ajuda a considerar se uma pessoa tem ou não um transtorno mental que deve ser tratado, é o quanto o que ela está apresentando lhe causa significativo grau de sofrimento emocional ou prejudica seu funcionamento social ou ocupacional.

Na clínica geral e, particularmente, em serviços de cuidados primários, é comum encontrar pessoas com queixas somáticas vagas e/ou inexplicáveis, usualmente acompanhadas de ansiedade/preocupações e de distúrbio do sono. Essas pessoas se consultam frequentemente sem que os médicos precisem um diagnóstico e eles acabam por lhes prescreverem medicamentos sintomáticos, benzodiazepínicos, hipnóticos e até antidepressivos usualmente eficazes no controle de quadros dolorosos (porém em dose e por tempo insuficientes para uma ação antidepressiva).

A desmoralização é um estado frequentemente observável em pacientes com doença prolongada e de prognóstico incerto,[1] quadro este que deve ser distinguido da depressão. Enquanto a depressão se caracteriza pela anedonia, ou seja, a diminuição da capacidade de experimentar prazer, a desmoralização refere-se ao sentimento de incapacidade subjetiva de enfrentar uma situação adversa[2] e que se associa frequentemente a uma vontade expressa pelo doente de morrer.[3]

A depressão é duas a três vezes mais prevalente em pessoas com condições médicas (físicas) crônicas, particularmente em pessoas idosas e com múltiplas dessas condições.[4-6]

Outro aspecto de importância a ser considerado diz respeito à ocorrência de depressão em mulheres grávidas e no pós-parto, pelas consequências que esse quadro tem potencialmente para a mulher e o bebê.[7,8] Segundo Mendoza e Saldivia,[9] é de suma importância levar-se em conta aspectos socioculturais relacionados à depressão, na medida em que é evidente que o modo com que distintas sociedades consideram a gestação, o nascimento, a transição de papéis e a capacidade de redes de apoio em se articularem em torno desses acontecimentos tem relação com o que sucede no pós-parto. As expectativas associadas ao nível de perfeição com que se deve assumir o papel materno podem converter-se em um estressor adicional e ser um obstáculo para buscar uma atenção adequada.

EPIDEMIOLOGIA

Levantamentos epidemiológicos na comunidade, em 28 países de diferentes regiões do mundo, foram realizados na transição do século passado para o atual por iniciativa da Organização Mundial da Saúde (OMS), por meio de um consórcio representado pelo *World Mental Health Surveys*. A prevalência ao longo da vida encontrada para transtornos mentais em geral variou de 18 a 36% em todos os países e, para transtornos do humor (particularmente transtorno depressivo maior), foi, em média, de aproximadamente 12%.[10]

Como parte desse levantamento mundial, Viana e Andrade[11] estudaram uma amostra representativa da população da Região Metropolitana de São Paulo, onde se evidenciou que os transtornos mentais apresentavam prevalência ao longo da vida de 44,8%, sendo o transtorno depressivo maior o mais prevalente (16,9%). Na medida em que a depressão também se manifesta na forma crônica (distimia) e como fase do transtorno bipolar, é importante considerar que a prevalência, ao longo da vida, para os transtornos do humor, em geral alcançava 19,1%, ou seja, praticamente uma em cada cinco pessoas apresentaria um transtorno do humor em alguma fase de suas vidas. Neste mesmo levantamento, as autoras evidenciaram que os transtornos do humor (e particularmente o transtorno depressivo maior) eram cerca de 2,5 vezes mais comuns em mulheres do que em homens e mais frequentes na faixa etária de maior produtividade das pessoas (35 a 49 anos).

Também por iniciativa da OMS, outro estudo (*WHO Collaborative Study on Psychological Problems in General Health Care*) foi realizado em serviços de cuidados primários de quatorze países em todo o mundo, voltado para estabelecer as características de transtornos psicológicos entre os usuários desses serviços.[12] A prevalência de transtornos mentais em todos os serviços estudados foi de 24%, sendo a depressão atual o mais comum deles, com prevalência de 10,4%, e distimia, com 2,1%. No Brasil, esse estudo foi realizado na cidade do Rio de Janeiro, onde as prevalências encontradas foram maiores que a média global: a de transtornos mentais foi de 35,5%; a de depressão atual, 15,8%; e a de distimia, de 2,4%.

Fortes et al.,[13] em cinco unidades do Programa Saúde da Família na cidade de Petrópolis (RJ), encontraram 56% de transtornos mentais comuns, sendo que 13,5% apresentavam episódio depressivo atual; 9,4%, um transtorno depressivo recorrente; 5,6%, distimia; e 2,8%, transtorno bipolar.

No que diz respeito à prevalência de depressão em mulheres grávidas e no pós-parto, levantamento nacional representativo nos Estados revelou que 9,1% e 10,2% delas, respectivamente, preenchiam critérios para depressão maior.[14]

AVALIAÇÃO DIAGNÓSTICA

A última edição do manual da APA[15] estabelece que o diagnóstico de depressão maior deve ser caracterizado quando uma pessoa apresenta quase todos os dias, por pelo menos duas semanas consecutivas, pelo menos um dos dois sintomas principais (humor depressivo e perda de interesse ou prazer) e mais pelo menos quatro dentre os seguintes sintomas: perda ou ganho significativo de peso/diminuição ou aumento do apetite, insônia ou hipersonia, agitação ou retardo motor, fadiga ou perda de energia, sentimentos de inutilidade/culpa excessiva ou inapropriada, capacidade diminuída para pensar ou se concentrar/indecisão, pensamentos recorrentes de morte/ideação suicida com ou sem plano de ação/tentativa de suicídio.

Os principais quadros psiquiátricos em que a depressão é o problema principal são o transtorno depressivo maior e o transtorno depressivo persistente – este último, uma forma de depressão crônica denominada distimia (com pelo menos dois anos de duração, habitualmente menos grave que depressão maior). A depressão também se constitui como uma das fases do transtorno bipolar e pode se manifestar em diversos outros transtornos mentais, como transtornos relacionados a substâncias, transtornos psicóticos crônicos (transtorno esquizoafetivo e esquizofrenia), transtornos ansiosos (transtorno de pânico e obsessivo-compulsivo), transtornos alimentares (bulimia e anorexia nervosas) e transtornos da personalidade.

Importante notar que a depressão pode ser causada por diversos tipos de medicamentos e substâncias (como álcool, anti-hipertensivos, antiparkinsonianos, barbitúricos, benzodiazepínicos, corticosteroides, fenitoína, sedativos etc.), além de se associar a muitas condições médicas gerais (Quadro 2.1), razão pela qual uma investigação criteriosa deve ser realizada antes de se iniciar o tratamento.

Quadro 2.1 – Algumas doenças médicas gerais que se associam com depressão

Anemias, deficiências de vitaminas e desnutrição
Doenças autoimunes • Artrite reumatoide • Lúpus eritematoso sistêmico
Doenças cardíacas • Insuficiência cardíaca • Isquemia coronariana (incluindo infarto agudo do miocárdio) • Miocardiopatias
Doenças endócrinas e metabólicas • *Diabetes mellitus* • Hipotireoidismo • Hipoparatireoidismo • Síndrome de Cushing
Doenças infecciosas • HIV/Aids • Neurossífilis
Doenças inflamatórias • Colagenoses • Síndrome do intestino irritável
Doenças neurológicas • Demências • Doenças cerebrovasculares (incluindo acidente vascular cerebral) • Doença de Parkinson • Epilepsia
Neoplasias em geral e síndrome paraneoplásica

Idosos e mulheres grávidas, no pós-parto ou perimenopausa, são populações que merecem especial atenção quanto à possível presença de depressão. No que diz respeito às mulheres na menopausa, as manifestações depressivas são ainda mais preocupantes em função da interação entre depressão, doença cardiovascular e falência ovariana, que resultam em aumento da mortalidade.[16] Depressão na gravidez se associa com baixo peso ao nascimento do neonato[8] e no seu desenvolvimento.[7]

O'Connor et al.,[17] em revisão sistemática, concluíram que evidências diretas sugerem que submeter mulheres grávidas e no pós-parto a instrumentos de triagem para depressão (como o Questionário sobre a Saúde do Paciente – PHQ ou a Escala de Depressão Pós-Parto de Edimburgo – EPDS) pode reduzir sintomas, bem como a prevalência de depressão em certas populações, particularmente se na presença de suporte terapêutico adicional. Evidências indiretas indicaram que instrumentos de triagem podem identificar mulheres grávidas e no pós-parto que necessitem de avaliação subsequente e podem necessitar de tratamento para depressão.

Outros fatores são considerados de risco para depressão, como baixa autoestima, pessimismo ou tendência a se isolar socialmente; ter história anterior de depressão, eventos adversos na infância, abuso de drogas, perda recente (financeira, de trabalho ou de pessoas queridas, por morte ou separação); e ter história familiar de depressão ou alcoolismo.

Diante de uma pessoa com diagnóstico de depressão de certa gravidade, urge avaliar também o risco de suicídio. Os fatores de risco para suicídio são semelhantes aos para a depressão, com destaque para abuso de drogas em adolescentes, e doenças crônicas ou incapacitantes em idosos. Outros fatores de risco para suicídio envolvem história de tentativa anterior de suicídio, pertencer a famílias disfuncionais, impulsividade, ter sido exposto ao suicídio de outras pessoas, ter acesso a meios de autodestruição e história familiar de suicídio. É importante que o clínico geral pergunte ao paciente deprimido sobre ideias de morte, sentimentos de que a vida não vale a pena, ideia de que seria melhor estar morto e, principalmente, se a pessoa pensou em um plano de como e quando se matar. Há um certo mito de que falar sobre isto com uma pessoa pode estimulá-la a se matar; na realidade, falar sobre isso habitualmente dá uma chance à pessoa de abrir uma outra possibilidade de lidar com seus próprios problemas ou sentimentos, ao invés de ter na morte sua única saída.

TRATAMENTO

O objetivo último do tratamento é a completa remissão do quadro depressivo, na medida em que a ela se relaciona com o restabelecimento do bom funcionamento do paciente, uma melhor qualidade de vida e um menor risco de recaída. No entanto, melhora substancial dos sintomas é o objetivo inicial do tratamento a ser estabelecido por um médico clínico geral.

Uma série de diretrizes[18,19] recomenda tratar a depressão com medicação antidepressiva, psicoterapia e outros métodos, além de educar os pacientes sobre comportamentos saudáveis, na dependência da gravidade dos sintomas, comorbidades, tratamentos anteriores e a própria preferência deles.

Considerando-se a formação e o treinamento usual de clínicos gerais em nosso meio, estes, em geral, podem ser capacitados para tratar de casos leves a moderados de depressão, devendo encaminhar os mais graves e complexos (como aqueles que requerem abordagem psicoterápica ou eletroconvulsoterapia – ECT, depressão grave ou refratária a tratamento) para tratamento especializado.

O National Institute for Health and Care Excellence (Nice) publica diretrizes baseadas em eficácia e custo-efetividade para diversos procedimentos, inclusive voltados à prática clínica. Uma dessas diretrizes, publicada em outubro de 2009 e atualizada pela última vez em abril de 2016, diz respeito ao reconhecimento e ao manejo de depressão em adultos, contendo recomendações extensas para os cuidados desses pacientes em serviços de cuidados primários e secundários.[20]

De modo geral, diretrizes para o tratamento da depressão[18,21] estabelecem diferentes estratégias terapêuticas em função da gravidade, duração e tipo de depressão. Medidas psicoeducativas são recomendadas para todos os pacientes que apresentem sintomas depressivos.

Pacientes com sintomas depressivos leves e de curta/média duração (menos de 2 anos) não devem receber medicamentos antidepressivos, na medida em que o risco-benefício é pobre. Porém, se o paciente tem histórico anterior de depressão, e o quadro atual, apesar de leve, apresenta duração prolongada (mais de 2 anos), deve-se considerar o uso de medicamento antidepressivo ou de intervenção psicoterápica. Quadros de depressão moderada a grave devem receber tratamento medicamentoso e psicoterapia.

INTERVENÇÕES PSICOEDUCATIVAS E PREVENTIVAS

Medidas psicoeducativas devem envolver práticas de vida saudáveis, uma boa higiene do sono e abordagem dos problemas e preocupações. Práticas de vida saudáveis incluem exercitar-se regularmente (pelo menos vinte minutos por dia, no mínimo três vezes por semana), dieta balanceada, atividade social constante e prazerosa, e aquelas que reduzem o estresse propiciando relaxamento mental (que, na dependência da preferência pessoal, podem compreender leitura, acupuntura, ioga, meditação, massagem, hidroginástica etc.). Com relação ao sono, evitar comer em excesso, fumar ou beber antes de dormir, fixar um horário regular para o início e término do mesmo, e deitar-se em um ambiente propício e desprovido de estímulos que possam obstaculizar um estado de relaxamento mental.

Na consulta, deve-se conversar com o paciente sobre seus problemas cotidianos, permitindo que ele dê vazão às suas preocupações, e informá-lo sobre a natureza, as manifestações e o padrão de evolução da depressão. O retorno deve ser marcado para duas semanas e, caso o paciente não se apresente à consulta, contatá-lo.

Dennis e Dowswell,[22] em revisão sistemática sobre métodos de prevenção da depressão pós--parto, concluíram que intervenções psicossociais e psicológicas reduzem o número de mulheres que apresentarão essa condição, e que as intervenções mais promissoras incluíam visitas domiciliares feitas por profissionais, apoio telefônico por pares e psicoterapia interpessoal.

Kampling et al.[23] propõem protocolo para realizar uma revisão sistemática sobre prevenção de depressão em adultos fisicamente doentes de forma crônica. Ainda que os resultados dessa revisão sistemática não estejam disponíveis, extensa revisão bibliográfica sobre tão importante questão para médicos não especialistas em psiquiatria é abordada pelos autores e consta da lista de referências incluída por eles no protocolo do estudo.

FARMACOTERAPIA

Diversos medicamentos têm sido largamente estudados no tratamento da depressão, e muitos deles apresentam eficácia comparável. Assim, a escolha de um determinado medicamento deve levar em conta aspectos como disponibilidade (incluindo custo), uso prévio pelo paciente e até mesmo resposta terapêutica de familiares próximos, perfil de tolerabilidade e propriedades farmacológicas (envolvendo interação com comorbidades clínicas e psiquiátricas, bem como com outros medicamentos em uso pelo paciente).

É importante que o paciente seja devidamente esclarecido sobre adesão e expectativas quanto ao tratamento. Assim, medicamentos antidepressivos devem ser tomados diariamente em horários predeterminados; em princípio, não devem ser ingeridos com álcool; podem produzir efeitos colaterais (que devem ser especificados pelo clínico e ressaltado que alguns deles desaparecem depois de poucos dias); começam a apresentar o efeito clínico desejável entre duas a quatro semanas; e têm efeito máximo a partir da sexta semana. Quando eficazes, devem remitir o quadro depressivo em dois a três meses. Em caso de melhora, não devem ser suspensos antes de, no mínimo, seis meses (habitualmente, um ano) e, apesar de não causar dependência, podem produzir sintomas desconfortáveis quando da retirada.

Para a maioria dos pacientes, medicamentos considerados como primeira linha incluem os inibidores seletivos de recaptação de serotonina (ISRS), os inibidores de recaptação de serotonina e noradrenalina (IRSN), a mirtazapina e a bupropiona.[18] Outros antidepressivos igualmente eficazes a serem considerados em situações específicas incluem os tricíclicos e a tranilcipromina (um inibidor da monoamina oxidase – IMAO) – os primeiros devido aos seus efeitos adversos (mais sérios que os apresentados pelos de primeira linha) e, o último, em função de restrições alimentares e interações medicamentosas. Os diversos medicamentos que compõem essas classes de antidepressivos e doses usuais para uso em adultos são apresentados na Tabela 2.1.

A metanálise clássica de Anderson,[24] comparando a eficácia e tolerabilidade de ISRS com tricíclicos, mostrou que os tricíclicos pareciam mais eficazes em pacientes internados, e que paroxetina, fluoxetina, sertralina e citalopram apresentaram menor taxa de abandono do tratamento devido a efeitos colaterais. Cipriani et al.,[25] comparando doze antidepressivos de nova geração em metánalise, mostraram que o maior grau de aceitabilidade geral foi do escitalopram e da sertralina, com grande eficácia para mirtazapina, escitalopram, venlafaxina e sertralina, quando comparados com duloxetina, fluoxetina, fluvoxamina, paroxetina e reboxetina.

Uma metanálise envolvendo, especificamente, ensaios clínicos contra placebo conduzidos em serviços de cuidados primários[26] mostrou que tanto tricíclicos quanto ISRS foram efetivos para depressão, parecendo haver mais efeitos adversos com tricíclicos, mas as taxas de abandono foram similares entre tricíclicos e ISRS.

No Banco de Dados Cochrane de Revisões Sistemáticas (www.cochranelibrary.com) há muitos estudos envolvendo o uso de medicamentos no tratamento da depressão. Os antidepressivos tricíclicos, ISRS, IRSN e outros antidepressivos mais novos, de modo geral, apresentam boa eficácia contra placebo e variado perfil de tolerabilidade. Entretanto, em muitos desses estudos, há observações quanto a serem em número insuficiente e envolverem número limitado de participantes, de modo a limitar o poder da revisão para detectar diferenças clínicas significativas entre as drogas em comparação. Além disso, observa-se também que a maioria deles é patrocinada pelas empresas que produzem os medicamentos, o que potencialmente poderia hiperestimar o efeito da droga estudada.

O National Institute for Mental Health (NIMH) patrocinou um estudo denominado STAR*D[27] para avaliar a efetividade de antidepressivos quando utilizados "no mundo real", ou seja, fora de ensaios clínicos controlados, em que as situações estão longe de representar o que verdadeiramente acontece em serviços assistenciais. Uma das conclusões desse estudo foi que os pacientes devem receber medicação (no caso do STAR*D, realizado na primeira metade dos anos 2000, essa primeira medicação era o citalopram) na dose máxima tolerada por oito semanas, antes que se decida que o tratamento falhou. Nesse caso, esse procedimento deve ser repetido com outro antidepressivo e, se nova falha for observada, o paciente deve ser encaminhado para um psiquiatra para receber tratamentos mais complexos.[28] Pacientes com episódios de depressão mais longos, com comorbidades psiquiátricas ou médicas gerais e/ou pior funcionamento social/ocupacional no início do tratamento, foram os que menos provavelmente atingiram remissão dos sintomas.[29]

PSICOTERAPIA

Diversas formas de psicoterapia têm sido recomendadas para o tratamento da depressão – todas elas necessitando de treinamento profissional específico para sua execução. Ampla revisão de metanálises, comparando a eficácia de farmacoterapia e psicoterapia em adultos com transtornos psiquiátricos,[30] mostrou uma tendência favorecendo a psicoterapia – mas que foi significante somente para prevenção de recaída na depressão e a farmacoterapia sendo mais efetiva para distimia.

Tabela 2.1 – Doses e efeitos colaterais de alguns antidepressivos

Antidepressivo	Faixa terapêutica (mg/dia)	Sintomas anticolinér-gicos**	Sedação	Insônia	Hipotensão postural	Náusea	Disfunção sexual	Ganho de peso	Específicos	Inibição de enzimas	Letalidade se superdosagem
Tricíclicos											
Amitriptilina	75-250	++	++	-	++	-	+	++		++	+++
Clomipramina	75-250	++	++	+	++	+	++	+		++	++
Imipramina	75-250	++	+	+	++	-	+	+		++	+++
Nortriptilina	75-150	+	+	+	+	-	+	-		++	++
ISRS											
Citalopram	20-60	-	-	+	-	++	++	-		-	+
Escitalopram	10-20										
Fluoxetina	20-60	-	-	+	-	++	++	-		++	+
Fluvoxamina	100-300										
Paroxetina	20-60										
Sertralina	50-200										
IRSN											
Venlafaxina	75-225	-	-	+	-	++	++	-	hipertensão	-	+
Desvenlafaxina	50-100	-	-	-	-	-	+	-	hipertensão	-	?
Duloxetina	60-120	-	-	+	-	++	++	-	-	-	?
IMAO											
Tranilcipromina	20-30	+	+	++	++	+	++	++	crise ↑ PA	?	+++
Outros antidepressivos											
Mirtazapina	15-45	-	++	-	-	-	-	++		-	+
Bupropiona	150-300	-	-	++	-	+	-	-		-	+

Sintomas anticolinérgicos incluem : boca seca, suor, visão borrada, constipação e retenção urinária. + pode ocorrer ou moderadamente forte; ++ relativamente comum ou forte; - ausente ou raro/fraco; ? desconhecido/informação insuficiente. ISRS: inibidores seletivos de recaptação de serotonina; IRSN: inibidores de recaptação de serotonina e noradre-nalina; IMAO: inibidor da monoamina oxidase.
Fonte: adptada de Associação Médica Brasileira (AMB).[19]

A psicoterapia pode ser um tratamento de escolha quando está contraindicado o uso de medicamentos antidepressivos ou quando o paciente se recusa a usá-los, pois não tolera seus efeitos colaterais, quando a depressão está mais claramente relacionada a estressores psicossociais (como luto, perda, mudança de vida) ou quando o paciente beneficiou-se de psicoterapia anteriormente e se essa modalidade de tratamento estiver disponível.[31]

As formas de psicoterapia com melhor evidência clínica para o tratamento da depressão são a terapia cognitivo-comportamental (TCC), a psicoterapia interpessoal e psicoterapias comportamentais, havendo menos evidências para outras modalidades de psicoterapia.[18] A TCC foi descrita como efetiva tanto no tratamento como na prevenção de depressão, durante o período perinatal.[32]

TERAPIAS DE ESTIMULAÇÃO CEREBRAL

A ECT é recomendada para pacientes com depressão grave refratária à farmacoterapia, que estão psicóticos ou catatônicos, ou para indivíduos com risco significativo de suicídio ou com transtorno alimentar grave.[18] Estudo multicêntrico randomizado controlado realizado em centros especializados da Alemanha e Áustria, envolvendo 127 pacientes tomando antidepressivos, demonstrou que a adição de estimulação magnética transcraniana (EMTr) não acelerou e nem aumentou a resposta terapêutica ao antidepressivo.[33]

OUTROS TRATAMENTOS

Ômega 3

Uma revisão sistemática[34] realizada para avaliar ácidos graxos poli-insaturados (também conhecidos como ácidos graxos ômega 3) concluiu não haver evidência de alta qualidade suficiente para determinar seus efeitos no tratamento de transtorno depressivo maior. Os autores ressaltam que as análises primárias sugerem efeito, de pequeno a modesto clinicamente, não benéfico desses ácidos sobre sintomatologia depressiva comparada com placebo; mas consideram a estimativa imprecisa e julgam que a qualidade da evidência nos quais esse resultado foi baseado foi baixa ou muito baixa.

Erva-de-São-João

Uma revisão sistemática[35] comparou tratamento com extratos de erva-de-são-joão com placebo e antidepressivos convencionais. Os estudos nos quais a revisão foi baseada provieram de diversos países, testaram diferentes extratos e, em sua maioria, incluíram pacientes com sintomas leves a moderadamente graves. No geral, os extratos testados foram superiores a placebo, similarmente efetivos e com menos efeitos colaterais que antidepressivos convencionais. Os autores ressaltam, entretanto, que os achados eram mais favoráveis aos extratos de erva-de-são-joão nos estudos de países germânicos, onde esses produtos têm uma longa tradição e são frequentemente prescritos por médicos, enquanto os extratos pareciam menos efetivos em estudos de outros países. Essa diferença poderia ser devida à inclusão de pacientes com tipos de depressão levemente diferentes, não podendo ser descartado que alguns estudos pequenos de países germânicos foram falhos e relataram resultados hiperotimistas.

POPULAÇÕES ESPECIAIS

Idosos

Revisões sistemáticas da *Cochrane Library* mostraram que antidepressivos tricíclicos, ISRS e IMAOs foram efetivos no tratamento de idosos institucionalizados e na comunidade, com pouca evidência da eficácia de tratamento com doses baixas de tricíclicos.[36]

Em cinco pequenos ensaios, a TCC foi mais efetiva que intervenção controle e, em dois ensaios, a TCC foi igualmente mais efetiva que psicoterapia psicodinâmica.[37] No que diz respeito à ECT ser mais efetiva que antidepressivos ou sobre a segurança ou efeitos colaterais de ECT em idosos com depressão, os poucos estudos identificados apresentavam sérios problemas metodológicos, que impedem traçar conclusões.[38]

Mulheres peri e pós-menopausa

Rubinow et al.[16] realizaram revisão sistemática tentando responder se terapia de reposição hormonal (TRH) trata eficazmente depressão em mulheres durante ou depois da menopausa. Dos 24 estudos que preenchiam critérios para inclusão na revisão, somente cinco ensaios clínicos contra placebo randomizados envolveram participantes com depressão (os outros dezenove estudos envolviam participantes minimamente sintomáticos ou sem sintomas depressivos). Terapia de reposição com estradiol mostrou pouca evidência em melhorar o humor de mulheres na pós-menopausa sem depressão e, baseados em três estudos, os autores concluíram que o estradiol pode ter eficácia antidepressiva na perimenopausa, mas não em mulheres pós-menopausa deprimidas.

Mulheres grávidas e no pós-parto

Pearlstein,[7] analisando as questões colocadas pela depressão na gravidez, com base em revisão não sistemática da literatura, recomenda que intervenções não farmacológicas (que incluam TCC e terapia interpessoal, exercícios físicos, ioga e *mindfulness*) devem ser maximizadas, e ressalta que a exposição a antidepressivos se associa a desconforto respiratório do neonato, podendo estar associada a pequeno aumento do risco de abortamento espontâneo, parto prematuro, hipertensão pulmonar persistente (depois da 20ª semana) e sintomas de pobre adaptação neonatal.

Na revisão sistemática realizada por O'Connor et al.,[17] para avaliar os benefícios e prejuízos da triagem e tratamento de depressão em mulheres grávidas e no pós-parto, os autores concluíram que o único prejuízo do tratamento foi o uso de antidepressivos durante a gravidez, embora o risco absoluto de dano pareça ser pequeno, e TCC parecia ser uma abordagem de tratamento alternativa efetiva.

Molyneaux et al.,[39] em revisão sistemática que avaliou o uso de antidepressivos no tratamento da depressão pós-parto, ressaltaram que a qualidade da evidência foi baixa, devido ao pequeno número de estudos identificados, ao risco de viés na inclusão dos estudos e ao fato de que muitos estudos excluíam mulheres com depressão crônica e/ou grave. Os autores combinaram dados de estudos comparando ISRS com placebo, e os resultados mostraram que mulheres com depressão pós-natal que tomaram esses antidepressivos mais provavelmente melhoraram ou se recuperaram do que aquelas a quem foi dado placebo. No entanto, eles ressaltam que não havia evidência suficiente para concluir se − e para quem − o tratamento farmacoterápico ou o psicossocial/psicológico foi mais efetivo, ou se alguns antidepressivos são mais efetivos e/ou melhor tolerados que outros.

Pessoas física e/ou cronicamente doentes

Rayner et al.[40] realizaram uma revisão sistemática para determinar a eficácia de antidepressivos no tratamento da depressão em pacientes com doença física. Os autores encontraram que os antidepressivos tricíclicos e ISRS foram mais efetivos do que placebo, melhorando os sintomas em quatro a cinco semanas de tratamento e com esse benefício persistindo depois de dezoito semanas. Entretanto, pacientes tomando um antidepressivo, mais provavelmente, experimentaram disfunção sexual e boca seca, e foram mais propensos a parar de tomar sua medicação depois de seis a oito semanas de tratamento. Rizzo et al.,[41] em revisão sistemática, concluíram que intervenções não farmacológicas para depressão em pessoas com problemas crônicos de saúde – particularmente apoio de pares, e intervenções cognitivas e comportamentais, individuais ou em grupo – reduziram a depressão de forma mais significante que os cuidados usuais, e que esse benefício foi ainda maior quando associados com intervenções farmacológicas.

CONCLUSÃO

A depressão, juntamente de manifestações de ansiedade, é um dos quadros psiquiátricos mais frequentemente observados em pacientes atendidos por médicos de quase todas as especialidades. Muitas vezes, suas manifestações, mais do que envolverem queixas psíquicas ou comportamentais típicas, envolvem sintomas físicos de diversas naturezas. A maior parte dos quadros depressivos apresenta sintomas de leve a moderada intensidade, que não requerem tratamento especializado para sua resolução. Assim, a tarefa primordial de médicos não psiquiatras é estar atento para a possibilidade de detectar quadros de natureza depressiva em seus pacientes e, diante daqueles de menor complexidade, adotar as medidas terapêuticas recomendadas. Importante ressaltar, por fim, os cuidados para uma correta avaliação de comorbidades físicas e de outros medicamentos em uso, estejam ou não relacionados à depressão, dada a necessidade de considerá-los para o adequado planejamento terapêutico.

■ REFERÊNCIAS

1. Clarke DM, Kissane DW, Trauer T, Smith GC. Demoralization, anhedonia and grief in patients with severe physical illness. World Psychiatry. 2005;4(2):96-105.

2. de Figueiredo JM. Depression and demoralization: phenomenologic differences and research perspectives. Compr Psychiatry. 1993;34(5):308-11.

3. Barbosa M, Moutinho S, Gonçalves E. Desmoralização: o conceito e a importância para cuidados paliativos. Acta Med Port. 2011;24(S4):779-82.

4. Egede LE. Major depression in individuals with chronic medical disorders: prevalence, correlates and association with health resource utilization, lost productivity and functional disability. Gen Hosp Psychiatry. 2007;29(5):409-16.

5. Fiest KM, Currie SR, Williams JV, Wang J. Chronic conditions and major depression in community-dwelling older adults. J Affect Disord. 2011;131(1-3):172-8.

6. Katon WJ. Epidemiology and treatment of depression in patients with chronic medical illness. Dialogues Clin Neurosci. 2011;13(1):7-23.

7. Pearlstein T. Depression during pregnancy. Best Pract Res Clin Obstet Gynaecol. 2015;29(5):754-64.

8. Accort EE, Cheadle AC, Schetter CD. Prenatal depression and adverse birth outcomes: an updated systematic review. Matern Child Health J. 2015;19(6):1306-37.

9. Mendoza-B C, Saldivia S. Actualización en depresión postparto: el desafio permanente de optimizar su detección y abordaje. Rev Med Chile. 2015;143:887-94.

10. Kessler RC, Aguilar-Gaxiola S, Alonso J, Chatterji S, Lee S, Ormel J, et al. The global burden of mental disorders: an update from the WHO World Mental Health (WMH) Surveys. Epidemiol Psychiatr Soc. 2009;18(1):23-33.

11. Viana M, Andrade L. Lifetime prevalence, age and gender distribution and age-of-onset of psychiatric disorders in São Paulo metropolitan area, Brazil: results from the São Paulo Megacity Mental Health Survey. Rev Bras Psiquiatr. 2012;34(3):240-60.

12. Ustun TB, Sartorius N. Mental Illness in General Health Care: An international study. New York: John Wiley & Sons; 1995.

13. Fortes S, Villano LAB, Lopes CS. Nosological profile and prevalence of common mental disorders of patients seen at the Family Health Program units in Petrópolis, Rio de Janeiro. Rev Bras Psiquiatr. 2008;30(1): 32-7.

14. Hoertel N, López S, Peyre H, Wall MM, González-Pinto A, Limosin F, et al. Are symptom features of depression during pregnancy, the postpartum period and outside the peripartum period distinct? Results from a nationally representative sample using item response theory (IRT). Depress Anxiety. 2015;32(2):129-40.

15. American Psychiatric Association (APA). Manual Diagnóstico e Estatístico de Transtornos Mentais. 5. ed. Porto Alegre: Artmed; 2014.

16. Rubinow DR, Johnson BS, Schmidt PJ, Girdler S, Gaynes B. Efficacy of estradiol in perimenopausal depression: so much promise and so few answers. Depress Anxiety. 2015;32(8):539-49.

17. O'Connor E, Rossom RC, Henninger M, Groom HC, Burda BU. Primary care screening for and treatment of depression in pregnant and postpartum women: evidence report and systematic review for the US Preventive Services Task Force. JAMA. 2016;315(4):388-406.

18. American Psychiatric Association (APA). Practice Guideline for the Treatment of Patients with Major Depressive Disorder. 3. ed. Washington, DC: APA, 2010.

19. Associação Médica Brasileira (AMB). Agência Nacional de Saúde Suplementar. Depressão unipolar: tratamento. 2011 [acesso em 15 ago 2017]. Disponível em: http://diretrizes. amb.org.br/ans/depressao_unipolar-Tratamento.pdf.

20. National Institute for Health and Care Excellence (NICE). Depression in adults: recognition and management. NICE: 2009 (updated 2016) [acesso em 30 jun 2017]. Disponível em: https://www.nice.org.uk/guidance/cg90.

21. Associação Médica Brasileira (AMB). Conselho Federal de Medicina. Depressão unipolar: tratamento não farmacológico. 2011 [acesso em 15 ago 2017]. Disponível em: http://diretrizes.amb.org.br/_BibliotecaAntiga/depressao_unipolar_tratamento_nao_farmacologico.pdf.

22. Dennis CL, Dowswell T. Psychosocial and psychological interventions for preventing postpartum depression. Cochrane Database Syst Rev. 2013;(2):CD001134.

23. Kampling H, Baumeister H, Jackel WH, Mittag O. Prevention of depression in chronically physically ill adults. Cochrane Database of Systematic Reviews 2014, Issue 8. Art. Nº: CD011246 [acesso em 15 ago 2017]. Disponível em: http://onlinelibrary.wiley.com/doi/10.1002/14651858.CD011246/full.

24. Anderson IM. Selective serotonina reuptake inhibitors versus tricyclic antidepressants: a meta-analysis of efficacy and tolerability. J Affect Disord. 2000;58(1):19-36.

25. Cipriani A, Furukawa TA, Salanti G, Geddes JR, Higgins JP, Churchill R, et al. Comparative efficacy and acceptability of 12 new-generation antidepressants: a multi-treatments meta--analysis. Lancet. 2009;373(9665):746-58.

26. Arroll B, Elley CR, Fishman T, Goodyear-Smith FA, Kenealy T, Blashki G, et al. Antidepressants versus placebo for depression in primary care. Cochrane Database Syst Rev. 2009;(3):CD007954.

27. Rush AJ, Trivedi MH, Wisniewski SR, Nierenberg AA, Stewart JW, Warden D, et al. Acute and longer-term outcomes in depressed outpatients requiring one or several treatment steps: a STAR8D report. Am J Psychiatry. 2006;163(11):1905-17.

28. Gaynes BN, Rush AJ, Trivedi MH, Wisniewski SR, Spencer D, Fava M. The STAR*D study: treating depression in the real world. Clev Clin J Med. 2008;75(1):57-66.

29. Sinyor M, Schaffer A, Levitt A. The Sequenced Treatment Alternatives to Relieve Depression (STAR*D) trial: a review. Can J Psychiatry. 2010;55(3);126-35.

30. Huhn M, Tardy M, Spineli LM, Kissling W, Förstl H, Pitschel-Walz G, et al. Efficacy of pharmacotherapy and psychotherapy for adult psychiatric disorders: a systematic overview of meta-analysis. JAMA Psychiatry. 2014;71(6);706-15.

31. Manning JS, Jackson WC. Treating depression in primary care: initial and follow-up treatment strategies. J Clin Psychiatry. 2015;76(2):e5.

32. Sockol LE. A systematic review of the efficacy of cognitive behavioral therapy for treating and preventing perinatal depression. J Affect Disord. 2015;177:7-21.

33. Herwig U, Fallgatter AJ, Höppner J, Eschweiler GW, Kron M, Hajak G, et al. Antidepressant effects of augmentative transcranic magnetic stimulation: randomized multicentre trial. Br J Psychiatry. 2007;191:441-48.

34. Appleton KM, Sallis HM, Perry N, Ness AR, Churchill R. Omega-3 fatty acids for depression in adults. Cochrane Database Syst Rev. 2015;(11):CD004692.

35. Linde K, Berner MM, Kriston L. St John's wort for major depression. Cochrane Database Syst Rev. 2008;(4):CD000448.

36. Wilson K, Mottram P, Sivanranthan A, Nightingale A. Antidepressants versus placebo for the depressed elderly. Cochrane Database Syst Rev. 2001;(2):CD000561.

37. Wilson K, Mottran PG, Vassilas C. Psychotherapeutic treatments for older depressed people. Cochrane Database Syst Rev. 2008;(1):CD004853.

38. Van der Wurff FB, Stek ML, Hoogendijk WL, Beekman AT. Electroconvulsive therapy for the depressed elderly. Cochrane Database Syst Rev. 2003;(2):CD003593.

39. Molyneaux E, Howard LM, McGeown HR, Karia AM, Trevillion K. Antidepressant treatment for postnatal depression. Cochrane Database Syst Rev. 2014;(9):CD002018.

40. Rayner L, Price A, Evans A, Valsraj K, Higginson IJ, Hotopf M. Antidepressant for depression in physically ill people. Cochrane Database Syst Rev. 2010;(3):CD007503.

41. Rizzo M, Creed F, Goldberg D, Meader N, Pilling S. A systematic review of non-pharmacological treatments for depression in people with chronic physical health problems. J Psychosom Res. 2011;71(1):18-27.

CAPÍTULO 3

Transtornos de Ansiedade na Clínica Geral

José Alexandre de Souza Crippa
Rocío Martín-Santos

INTRODUÇÃO

Os transtornos de ansiedade (TA) são os distúrbios psiquiátricos mais comuns na população geral, afetando cerca de um terço das pessoas em algum momento da vida. São mais comuns em mulheres e podem ser considerados os problemas mais prevalentes na atenção primária.[1] Mais do que 90% dos pacientes psiquiátricos procuram um médico generalista, principalmente por conta das queixas somáticas. Dentre os casos novos na atenção primária, 10% são de um TA, o que representa um terço dos transtornos mentais diagnosticados neste nível de serviço.

Todos os TA compartilham o fato de a pessoa sofrer com a ansiedade, a apreensão, o medo e a alteração de conduta, relacionados a essa condição. Diferem entre si pelo tipo de medo e pelo modo da apresentação de ansiedade. A maioria dos TA apresenta curso crônico e recorrente. Normalmente, estão associados com um risco aumentado de apresentar transtorno depressivo, transtorno de uso de substâncias e de outras comorbidades. A não identificação, a não realização do diagnóstico e a ausência de tratamento desses transtornos envolvem uma alteração significativa do funcionamento social e familiar desses pacientes, reduzindo sua qualidade de vida. Os TA têm um impacto econômico significativo na sociedade, devido à diminuição na capacidade produtiva de trabalho e ao aumento na utilização dos serviços de saúde.[2,3]

Apesar de os clínicos gerais identificarem cada vez mais os transtornos psiquiátricos, ainda há o que é denominado "morbidade psiquiátrica oculta". Além disso, 40% dos pacientes que são diagnosticados não são tratados adequadamente.[3] Por isso, o papel do médico generalista ou médico de família geral é fundamental para a identificação e os cuidados desses pacientes.

Definição

A ansiedade é um sentimento de preocupação e apreensão intenso, geralmente acompanhado por sensações físicas, como tremores ou transpiração, que indicam a hiperatividade do sistema nervoso autônomo. A ansiedade é o resultado da ativação de diversos sistemas neurais, incluindo o límbico e o córtex pré-frontal e temporal. Todas as pessoas experimentam ansiedade, como, por exemplo, antes de um exame ou em uma situação de perigo.

A ansiedade advém de um sistema de alerta que nos ajuda a lidar com situações de ameaça para o nosso organismo. Assim, a ansiedade, em si mesmo, não é sinônimo de doença, podendo também ser um traço de personalidade ou uma reação normal para se adaptar a uma situação específica. Consideramos a ansiedade patológica quando essa reação é desproporcional ao estímulo e dura mais tempo do que esperado. A ansiedade patológica, como veremos, é muito comum na população em geral.

Etiologia

Assim como para a maioria dos transtornos psiquiátricos, a etiologia dos TA envolve diferentes fatores biológicos, psicológicos e ambientais. Os estudos em modelos animais demonstraram que diferentes neurotransmissores (serotonina, norepinefrina, ácido gama-aminobutírico – GABA) parecem modular a ansiedade e o humor, e que nos TA existe uma importante desregulação destes. Esses dados são apoiados indiretamente pela resposta de diferentes psicotrópicos (antidepressivos serotoninérgicos, noradrenérgicos, benzodiazepinas, entre outros) e por seus efeitos sobre neurotransmissores nos TA. Além disso, a história familiar e a genética desempenham papel importante em sua etiologia. Existem pessoas com maior vulnerabilidade para apresentar um TA, além de que algumas delas têm um temperamento ansioso e são mais suscetíveis à ansiedade. Por outro lado, a ansiedade pode ocorrer como resultado de uma situação de estresse elevado, ou pela dificuldade de enfrentar uma situação cotidiana. Também pode ser a expressão de uma alteração da tireoide ou suprarrenal, ou do uso excessivo de cafeína ou de drogas de abuso, como cocaína ou maconha.

Sinais e sintomas

A sintomatologia de ansiedade é muito ampla e variada, incluindo desde sentimentos subjetivos até sintomas fisiológicos e comportamentais, que, muitas vezes, ocorrem simultaneamente (Quadro 3.1). A sensação subjetiva associada à ansiedade pode ser descrita como "nervosismo", angústia, irritabilidade, preocupações, antecipação de desastres ou medo, enquanto o componente fisiológico pode ser expresso pela presença de sudorese, tremor, boca seca, diarreia e outros componentes, como o comportamento de evitação ou a paralisia diante da situação temida.

CLASSIFICAÇÃO E DIAGNÓSTICO

Existem várias classificações dos TA, sendo que as duas mais utilizadas são a da Organização Mundial de Saúde (OMS), a Classificação Estatística Internacional de Doenças e Problemas Relacionados com a Saúde (CID-10), e a da American Psychiatric Association, o *Manual Diagnóstico e Estatístico de Transtornos Mentais* (DSM-V).[4] As duas classificações são muito similares e basicamente diferem em relação à duração e ao número de sintomas de cada categoria diagnóstica. A seguir, discutimos as características individuais de cada um dos TA de acordo com a classificação de diagnóstico do DSM-V (Quadro 3.2).

Quadro 3.1 – Sinais e sintomas comuns nos transtornos de ansiedade

Fisiológicos	Cognitivos	Comportamental
Palpitações	Hipervalorizar o grau de perigo	Evitação de situações de ameaça
Dor precordial	Antecipação negativa	Evitação de situações futuras
Tontura e vertigem	Interpretação catastrófica	Comportamentos agressivos
Boca seca	Desvalorizar/hipovalorizar a capacidade de enfrentamento	Comportamentos de ira
Náuseas	Atenção seletiva à ameaça	Inibição e bloqueio
Dor abdominal	Alteração da capacidade de concentração	Hiperatividade e inquietude
Dor genital	Culpar-se	Irritabilidade
Micção frequente		Hipervigilância
Disfunção sexual		
Dor muscular		
Tremores		
Parestesias, sudorese e sufocação		
Fadiga		
Cefaleias		
Alteração do sono		
Alteração do apetite		

Fonte: arquivo dos autores.

Quadro 3.2 – Classificação do *Manual Diagnóstico e Estatístico de Transtornos Mentais* para os transtornos de ansiedade

- Transtorno de ansiedade de separação
- Mutismo seletivo
- Fobia específica
- Transtorno de ansiedade social (fobia social)
- Transtorno do pânico
- Agorafobia
- Transtorno de ansiedade generalizada
- Transtorno de ansiedade induzido por substância/medicamento
- Transtorno de ansiedade devido à outra condição médica
- Outros transtornos de ansiedade especificados
- Transtorno de ansiedade não especificado

Fonte: APA.[4]

Transtorno de ansiedade de separação

A principal característica do TA de separação (AS) é a ansiedade excessiva ou medo que uma pessoa experimenta em situações de separação de pessoas de seu relacionamento ou de sua casa. Essas pessoas demostram um nível de preocupação e sofrimento excessivo, que altera seu nível de funcionamento normal, deixando, assim, de sair de seu domicílio, preocupadas que algo de ruim possa acontecer com seus parentes ou de ter uma sensação de mal-estar ao se afastarem das pessoas importantes para elas. Esse TA geralmente começa na infância desde a fase pré-escolar, podendo, com menor frequência, ocorrer na adolescência. Suas manifestações variam de acordo com a idade (por exemplo: as crianças não querem ir à escola, viajar, ou mostram medo de que algo de ruim possa acontecer com os seus pais; sendo que os adultos podem mostrar preocupação excessiva de que algo possa ocorrer com os filhos, tendo grande desconforto quando longe deles).

Esse TA tem sido associado à presença de eventos estressantes na infância, bem como o falecimento dos pais, a mudança de endereço e a separação dos pais. Do mesmo modo, alguns estudos com gêmeos têm indicado um alto grau de herdabilidade (73%). Esse distúrbio pode se apresentar como comorbidade com outros TA, como ansiedade generalizada (TAG) e fobia específica (FE).

Mutismo seletivo

O mutismo seletivo é um TA pouco comum, que geralmente ocorre na infância (antes dos 5 anos de idade) e que é caracterizado por uma dificuldade persistente em falar em situações sociais, como na escola, apesar de ser capaz de falar em outras situações, como em suas casas. Esse TA tem duração além das primeiras semanas na escola, e devem-se excluir outras causas, como problemas de linguagem, idioma, desenvolvimento neurológico ou desconforto por outros motivos. Está frequentemente associado com TA social (TAS) e parece compartilhar traços genéticos e de temperamento.

Fobia específica

A FE consiste do medo excessivo de um objeto, atividade ou situação, que resulta em um comportamento de evitação consciente do objeto, atividade ou situação (por exemplo, voar, altura, animais, sangue), conforme Quadro 3.3. A pessoa reconhece que o medo causa sofrimento desproporcional. Menos do que 2% dos pacientes com FE procuram ajuda, pois a maioria dos pacientes tenta adaptar seu estilo de vida para evitar o objeto temido ou a situação na maior parte do tempo (por exemplo: cobras e répteis, ou subir de elevador). Cerca de 6 a 7% da população em geral apresenta essa condição. A FE produz no indivíduo que sofre desse transtorno um prejuízo funcional significativo, em várias áreas da vida, em nível social ou ocupacional (por exemplo: desculpas repetidas para não viajar devido à FE de voar).

Quadro 3.3 - Fobia específica (tipo baseado no estímulo fóbico)

Medos ou ansiedades acerca de um objeto ou situação
• Animais (por exemplo: insetos, cachorros)
• Ambiente natural (por exemplo: alturas, tempestades)
• Sangue, injeções e ferimentos (por exemplo: medo de ver sangue)
• Situacional (por exemplo: claustrofobia)
• Outro (por exemplo: trajes pretos)

Fonte: APA.[4]

A FE geralmente começa na infância, antes dos 10 anos, e só ocasionalmente é associada a um evento de vida estressante (por exemplo: fobia a cães depois de ser mordido por um). Em geral, este transtorno é mais comum em mulheres. A fobia de sangue tem um alto padrão familiar e não mostra diferenças de sexo em relação à sua frequência. A FE é frequentemente associada com a presença de outras doenças na idade adulta, TA e transtornos do humor.

Transtorno de ansiedade social (fobia social)

O TAS é caracterizado por medo acentuado e persistente de situações em que o sujeito é submetido ao escrutínio por pessoas fora do seu ambiente familiar ou à possível avaliação por outras pessoas. O indivíduo com fobia social teme que seu comportamento faça com que se sinta humilhado ou embaraçado. As situações que produzem medo ou temor são muitas, como falar em público, comer na frente dos outros, fazer uma pergunta a um estranho, escrever na frente de outra pessoa, perguntar em sala de aula, iniciar uma conversa ou usar um banheiro público. Esses medos são de situações muito comuns e produzem grande sofrimento para a pessoa que apresenta esse distúrbio e que, muitas vezes, tem antecipação da ansiedade e evitação como aspectos que interferem significativamente na vida cotidiana. Algumas pessoas sofrem apenas em situações de falar em público. O DMS-V destaca que, nas crianças, esse TA pode se manifestar de forma diferente, como episódios de choro, explosões de raiva ou imobilidade.[4]

O TAS é um transtorno que, muitas vezes, inicia-se no final da infância ou início da adolescência. Sua prevalência varia (dependendo do país e cultura) entre 2,3 e 7% e diminui à medida que a vida avança. É mais comum entre mulheres em relação à população geral, mas a prevalência é maior em homens em populações clínicas, provavelmente porque eles procuram mais ajuda diante de problemas no desempenho do trabalho. O TAS tem sido associado a fatores temperamentais, inibição comportamental e medo de avaliação negativa, além de outros fatores familiares e genéticos. Esse distúrbio tem sido associado a outros TA, transtornos depressivos e abuso de substâncias.

Transtorno de pânico

A característica essencial do transtorno de pânico (TP) é a recorrência de ataques de pânico espontâneos. Esses ataques consistem em episódios inesperados e rápidos (até 10 minutos) de ansiedade e desconforto intenso, acompanhados por taquicardia, sudorese, falta de ar, tremores, náuseas, problemas digestivos, ondas de calor e frio, calafrios, sensação de estranheza consigo mesmo (despersonalização) ou ao redor (desrealização), medo de perder o controle, de enlouquecer ou morrer, com duração de minutos a algumas horas. Esses ataques são inicialmente inesperados, isto é, ocorrem na ausência de um estímulo ambiental que poderia justificá-lo, ou ser causado por uma situação, que funcionaria como um gatilho de disparo dos ataques de pânico. Para o diagnóstico de TP, é necessária a recorrência desses episódios. Embora não sejam frequentes, esses episódios podem ocorrer enquanto o paciente dorme.

No intervalo entre os ataques, a pessoa apresenta preocupação contínua e excessiva de ter um novo episódio (ansiedade antecipatória), que ocasiona uma mudança no comportamento habitual e ao desenvolvimento de evitação. A frequência dos ataques de pânico pode variar de diariamente a uma vez por mês. Assim, o paciente começa a evitar todas as situações nas quais ele apresentou um ataque de pânico ou as situações nas quais, caso apresentasse, não poderia receber ajuda (por exemplo: aglomerações, metrô, lojas de departamentos, locais públicos e viagens). Esse temor generalizado e comportamento de evitação é chamado de "agorafobia", que pode ser muito debilitante para o funcionamento normal da pessoa (família, trabalho e social). Também pode apresentar comorbidade com outros TA, como TAS, depressão maior ou abuso de substâncias psicoativas.

A maioria dos estudos epidemiológicos indicam prevalência de TP entre 2 e 5%. Aproximadamente 15% dos pacientes com TP consultam primeiramente o cardiologista; o mesmo ocorre para 27% dos pacientes que consultam o clínico geral ou médico de família para os sintomas psiquiátricos, e entre 5 e 25% dos pacientes são atendidos por um psiquiatra em um serviço ambulatorial. Trata-se de um TA que geralmente se inicia na segunda ou terceira década de vida, e que diminui com a idade. É mais comum em mulheres e ocorre com frequência com outros TA.

Traços de alterações da personalidade, como afetividade negativa ou sensibilidade à ansiedade, estão associados com este transtorno. A maioria das pessoas que sofrem de TP referem eventos estressantes nos meses anteriores. Há um aumento do risco de sofrer de TP em filhos de pessoas com TA, transtornos depressivos e bipolares.

Esse TA pode estar associado com outras doenças médicas não psiquiátricas, como enxaqueca, asma, arritmias cardíacas, hipertireoidismo, doença pulmonar obstrutiva crônica (DPOC), síndrome do intestino irritável, fibromialgia e hipermobilidade articular. Assim, em razão da alta frequência de comorbidade, é aconselhável realizar uma avaliação clínica pessoal e familiar, além de exame físico cuidadoso.

Agorafobia

A principal característica deste TA é o importante medo ou a ansiedade desencadeada por estar em várias situações, como em espaços abertos, transporte público, dentro de casa, ficar na fila ou apenas longe de sua casa. Esse medo provoca um nível desproporcional de ansiedade de antecipação com as situações fóbicas, induzindo comportamento de evitação (por exemplo: alterar o meio de transporte, fazer apenas compras *on-line* ou encontrar uma desculpa para ir acompanhado).

A prevalência de agorafobia na população geral é de cerca de 2% em adolescentes e adultos jovens. Em dois terços dos casos, o quadro se inicia antes dos 35 anos de idade. É rara em crianças e em idosos. Neste último estrato etário, a agorafobia está muitas vezes associada à presença de outras condições médicas não psiquiátricas.

O curso do transtorno é crônico, sendo que menos em de 10% dos casos ocorre remissão sem tratamento. Em casos extremos, a pessoa pode se trancar em casa sem sair. São descritos fatores temperamentais de risco para agorafobia, assim como para outros TA, como inibição comportamental e sensibilidade à ansiedade. A agorafobia também tem seu início associado à presença de eventos estressantes, sendo o TA com o mais alto grau de hereditariedade (60%) para a predisposição de fobias.

A maioria das pessoas com agorafobia tem outra comorbidade, como TP, TAS e FE e outros distúrbios, como transtorno depressivo maior, transtorno de estresse pós-traumático e transtorno por uso de álcool. Os TA comórbidos geralmente precedem o início da agorafobia. Em pessoas com mais de 65 anos, deve-se excluir a presença de transtorno depressivo maior concomitante, para descartar doenças médicas gerais, como doenças neurodegenerativas com deficiência motora ou perda da acuidade visual, que podem favorecer o medo de cair, com o consequente medo de ficar sozinho, sem ajuda ou sair de seu ambiente cotidiano.

Transtorno de ansiedade generalizada

O TAG é caracterizado por uma preocupação ou ansiedade excessiva, não delirante, sobre qualquer evento ou atividade cotidiana (preocupação excessiva com as crianças, com o desempenho no trabalho, com a casa, entre outras), que permanece presente quase todos os dias, por mais de seis meses.

Essa preocupação excessiva é acompanhada por tensão muscular (tremor e fadiga), hiperatividade autonômica (sudorese, palpitações, boca seca, náuseas e diarreia) e hipervigilância (dificuldade de concentração, dificuldade em dormir e irritabilidade). Diferentemente dos ataques de pânico, todos esses sintomas não aparecem de forma abrupta, nem conjunta, sendo que, muitas vezes, predominam poucos sintomas e, outras vezes, os demais.

As pessoas que sofrem de TAG têm os nervos "à flor da pele". O TAG é uma condição crônica, com sintomas flutuantes, causando grande desconforto para aquele que o possui.

Os pacientes com TAG muitas vezes vão ao médico clínico geral, ou de atenção primária, para realizar a primeira consulta em mais de 70% dos casos. Os sintomas somáticos, principalmente relacionados com dor, tornam um diagnóstico correto difícil, especialmente nas primeiras visitas.

A prevalência de doze meses do TAG é de cerca de 3%, com variações por país e cultura. As mulheres apresentam mais de duas vezes TAG do que os homens. A idade média de início é de 30 anos, sendo que a prevalência permanece e só diminui nos últimos anos de vida.

São descritos como fatores de risco traços de temperamento e aspectos ambientais comuns a outros TA, como o comportamento inibido e adversidades na infância. Um terço do risco de desenvolver o transtorno pode ser herdado.

O TAG apresenta comorbidade particularmente com outros TA e o transtorno depressivo maior.

Transtorno de ansiedade induzido por substâncias psicoativas

Caracteriza-se por episódios de ataques de pânico ou de ansiedade, que são geralmente os efeitos secundários fisiológicos do uso de algumas substâncias, como medicamentos ou drogas de abuso (Quadro 3.4). Diante da suspeita desse quadro, devemos explorar a história de uso de substâncias psicoativas, que podem ser as responsáveis pela indução do quadro clínico. Não se deve esquecer, porém, que alguns TA estão presentes em altas taxas de comorbidade na maioria dos transtornos de abuso de substâncias. É importante, no diagnóstico desses distúrbios, a presença de evidências, como história médica, exame físico ou achados laboratoriais, associados a sintomas clínicos de ansiedade (ataques de pânico ou intensa ansiedade), que estão relacionados temporalmente com o uso da substância ou droga, ou seja, ocorreu durante a intoxicação, a abstinência da substância ou depois de tomar a medicação, dependendo do tipo, da duração e da quantidade utilizada. Devem-se excluir também aqueles quadros que aparecem exclusivamente durante o curso de um *delirium*. Deve-se também excluir que o quadro clínico seja devido a outras condições médicas (como hipertireoidismo, por exemplo).[2]

TA induzidos por substâncias/drogas são raros na população em geral, mas é importante considerá-los, especialmente na população clínica, tanto em relação à sua doença subjacente ou comorbidade como pela maior probabilidade de receber medicações de forma geral.

Quadro 3.4 – Condições médicas com ansiedade como uma manifestação

• Hipertireoidismo	• Insuficiência cardíaca congestiva
• Doença de Cushing	• Arritmias cardíacas
• Feocromocitoma	• Anemia
• Hipoglicemia	• Disfunção vestibular
• Doença pulmonar obstrutiva crônica	• Epilepsia temporal
• Asma	• Acidentes vasculares cerebrais
• Pneumonia	• Síndrome pré-menstrual
• Embolia pulmonar	

Fonte: Martin-Merino et al., 2010.[2]

Transtorno de ansiedade devido a enfermidades médicas

A principal característica é que o TA é secundário à existência de uma doença médica não psiquiátrica subjacente. Para poder fazer o diagnóstico, devem-se realizar uma história clínica completa, exame físico e exames complementares. Diversas alterações endócrinas, doenças cardiovasculares e respiratórias, entre outras, podem cursar com sintomas de ansiedade. Um ataque de pânico com início após os 45 anos de idade ou a apresentação clínica atípica podem nos orientar para a busca de um TA induzido por substâncias, ou drogas, ou uma condição médica[2] (Quadro 3.5).

Quadro 3.5 – Substâncias e medicamentos que podem provocar quadros de ansiedade

Uso de substâncias*	Medicamentos*
Inalantes	Benzodiazepinas[†]
Maconha	Hormônios tireoidianos
Opioide	Corticosteroides
Ecstasy	Clonidina
LSD	Antiparkinsonianos[†]
Nicotina	Digitálicos
Cafeína	Ranitidina
Álcool	Simpaticomiméticos

Os sintomas de ansiedade ocorrem em intoxicação ou abstinência de substâncias; † alguns medicamentos podem ser considerados drogas de abuso.
Fonte: Martin-Merino et al., 2010.[2]

Outros transtornos de ansiedade

São aqueles quadros que não preenchem todos os critérios diagnósticos de ansiedade especificados previamente, mas produzem sofrimento significativo e uma alteração no funcionamento global, ou em alguma área da vida (por exemplo: ataques de pânico com sintomas limitados).

Transtorno de ansiedade não especificado

São aqueles quadros que apresentam sintomas de um TA com sofrimento significativo e funcionamento global comprometido, ou em alguma área da vida, mas que não preenchem os critérios de diagnóstico de nenhum outro TA específico. Ocasionalmente, o diagnóstico é usado quando não se dispõe de todas as informações suficientes para se fazer um diagnóstico mais específico (nas urgências, por exemplo).

DETECÇÃO DE TRANSTORNOS DE ANSIEDADE NA ASSISTÊNCIA PRIMÁRIA

Existem vários questionários que podem auxiliar na detecção dos TA na atenção primária. Estes são especialmente úteis no rastreamento de sujeitos com risco para um TA, como pacientes que apresentam sintomas somáticos sem explicação clara, com número de atendimentos maiores do que o esperado, ou com história familiar ou pessoal de transtornos psiquiátricos ou substâncias psicoativas. A maioria dos questionários é simples, curto e fácil de usar, tendo sido traduzido e validado em diferentes amostras em vários países (incluindo o Brasil), com boas propriedades psicométricas, o que permite o rastreio, em poucos minutos, de pacientes suscetíveis a receber um diagnóstico de um TA. São exemplos: a *Patient Health Questionnaire* (PHQ), para o transtorno de pânico; a *Generalized Anxiety Disorder* (GAD) 7/2 para o TAG; e o *Mini-Social Phobia Inventory* (Mini-SPIN), escala para o TAS, consistindo de duas perguntas (Quadros 3.6 e Tabela 3.1).

Quadro 3.6 - Fases do diagnóstico de um transtorno de ansiedade

- Detecção de ansiedade como causa dos sintomas
- Diagnóstico diferencial com outras enfermidades médicas
- Diagnóstico diferencial com outros transtornos psiquiátricos
- Determinar o transtorno de ansiedade específico

Fonte: Martin-Merino et al., 2010.[2]

MANEJO DOS TRANSTORNOS DE ANSIEDADE

Devido às altas taxas de prevalência dos diferentes TA, a maioria dos pacientes com esses transtornos normalmente é atendida pelo médico no âmbito de atenção primária.[5] Depois de descartada a presença de outra doença médica subjacente, ou uso de substâncias, ou distúrbios de ansiedade relacionados a fatores socioambientais, os casos de leve a moderada intensidade devem ser tratados neste nível assistencial (Tabela 3.1).

O primeiro passo é informar e educar o paciente a respeito do sofrimento com o TA, seguido do estabelecimento de uma abordagem de psicoterapia de apoio e da prescrição da medicação adequada. Muitas vezes, a ajuda de um membro da família ou amigo será necessária. Os casos mais graves, com dificuldades de diagnóstico ou tratamento, ou quando houver pensamento de morte ou suicídio, bem como casos que não respondem ao tratamento, devem ser encaminhados para um especialista em psiquiatria (Quadro 3.7).

Por fim, os sintomas de ansiedade que cursam durante a gravidez geralmente têm sido associados à presença de depressão perinatal, ao uso de substâncias psicoativas ou à comorbidade com outra doença associada (como anemia, por exemplo). A presença de ansiedade materna pode colaborar para o desenvolvimento de TA ou de problemas emocionais na criança. Deve-se dar especial atenção à mulher grávida que, por vezes, necessita ser tratada em unidades psiquiátricas ou de saúde mental[9] (Quadro 3.7).

Tabela 3.1 – Questionários para detecção de transtornos de ansiedade

Transtorno de ansiedade	Questionários para detecção de TA	Autor/citação
TP	Escala de TP: PHQ-PD; autoadministrada; 3 itens; ponto de corte: 1/3	Versão original: Spitzer et al. JAMA. 1994; 272(22):1749-56 Versão brasileira: Osorio et al. Journal of Psychosomatic Research. 2015;78:91-4 Wittkamapf et al. Journal of Affective Disorders. 2011; 130(1-2):260-7 Revisão sistemática de TAG e TP com GAD-7 e PHQ para TP: Herr et al. JAMA. 2014;312(1):78-84
TAG	Escala de TAG do PHQ: Generalized anxiety disorder (GAD-7 e GAD-2); autoadministrado; escala Likert (0-4); 7 itens/2 itens; ponto de corte: 7-10/27-3/8	Versão original: Spitzer et al. Archives of Internal Medicine. 2006;166(10):1092-7 Versão brasileira-portuguesa: Moreno et al. Trends in Psychology/Tems em Psicologia. 2016;24:367-76 Revisão sistemática de TAG e TP com GAD-7 e PHQ para TP: Herr et al. JAMA. 2014;312(1):78-84. Revisão sistemática de TA com GAD-7 e GAD-2: Plummer et al. General Hospital Psychiatry. 2016;39:24-31
TAS	Social Phobia Inventory/ MiniSPIN; autoadministrado; 11 itens/3 itens; escala de Likert (0-4); ponto de corte: 19/21-7/12	Versão original SPIN: Connor et al. Br J Psychiatry. 2000;176-379-86 Versão original MiniSPIN: Connor et al. Depression and Anxiety. 2001;14(2):137-40 Versão brasileira SPIN: Osório et al. Comphrensive Psychiatry. 2010;51(6):630-40 Versão brasileira MINI-SPIN: de Lima Osório et al. European Psychiatry. 2007;22(4):239-43 Revisão de instrumentos validados TAS no Brasil: Osório Fde L et al. World Journal of Psychiatry. 2012;2(5):83-5. Revisão crítica das escalas TAS em crianças e adolescentes: Tulbure et al. Children Psychiatry and Human Dev. 2012;43(5):795-820

TP: *transtorno de pânico; TAG: transtorno de ansiedade generalizada; PHQ-PD: Patient Health Questionnaire – Panic Disorder; GAD: Generalized Anxiety Disorder; PHQ: Patient Health Questionnaire; TAS: transtorno de ansiedade social.*
Fonte: *arquivo dos autores.*

Quadro 3.7 – Indicações de consulta ou encaminhamento ao especialista

- Confirmar o diagnóstico
- Dificuldade diagnóstica
- Gravidade clínica (prejuízo funcional importante, ideação suicida)
- Comorbilidade com outros transtornos psiquiátricos ou médicos
- Transtorno de ansiedade em criança e adolescentes, idosos e gestantes
- Necessidade de tratamento comportamental específico
- Ausência de resposta terapêutica por pelo menos três meses

Fonte: *Howard et al., 2014.[6]*

Psicoeducação

No caso dos transtornos psiquiátricos, como ocorre em outras condições médicas gerais, informar adequadamente aos pacientes e familiares sobre sua condição é um aspecto muito importante no manejo. De modo específico nos TA, o fato de o paciente entender que seus sintomas e sofrimento psíquico correspondem a uma condição médica para a qual existe tratamento psicológico ou farmacológico produz alívio imediato e ajuda a estabelecer uma aliança terapêutica. Esses pacientes normalmente estão acostumados a ouvir outras pessoas, que tendem a minimizar, e até mesmo questionar seus sofrimentos ("isto não é nada"; "que bobagem").

É aconselhável que o médico, desde o início, crie as expectativas adequadas para o tratamento. Muitas vezes, pode ser útil apontar a necessidade de mudanças nos hábitos e no estilo de vida, como redução da ingestão de cafeína ou álcool, evitar qualquer uso de maconha ou cocaína, buscar reduzir situações estressantes e buscar apoio social (parceiro, família ou amigos). Na abordagem do TA em crianças e adolescentes, é importante obter informações de pais, cuidadores e professores, e buscar a cooperação dessas pessoas na abordagem terapêutica.[7]

Tratamento psicológico

O tratamento psicológico (terapia de exposição, terapia cognitivo-comportamental e terapia cognitiva) é uma abordagem de primeira linha no tratamento dos seguintes TA: TP, TAG, TAS, e FE − de acordo com dados obtidos de várias revisões sistemáticas e metanálises.[8,9] A duração do tratamento psicológico depende do diagnóstico, da gravidade do transtorno e das características individuais do paciente.

O tratamento do TP, TAG e TAS geralmente exige várias sessões (de doze a quatorze sessões semanais), enquanto o tratamento das FE pode mostrar sua eficácia em um número menor de sessões. Todas as técnicas psicológicas têm como objetivo reduzir ao máximo a ansiedade e requerem a participação ativa e comprometida do paciente − e, às vezes, de um membro da família ou amigo. Geralmente essas técnicas psicológicas são utilizadas em combinação com outra abordagem e, às vezes, associadas com o tratamento farmacológico − ainda que esta opção seja reservada para casos resistentes, tanto da terapia psicológica como do tratamento medicamentoso.

Para a FE, todos os pacientes podem ser tratados com as técnicas de exposição.[10] No entanto, algumas outras técnicas têm se mostrado eficazes no tratamento de certas fobias específicas. Assim, por exemplo, as técnicas de exposição utilizando a realidade virtual têm se mostrado eficazes no tratamento de fobia de alturas, aranhas e claustrofobia.[6,8] Essas técnicas podem ser particularmente úteis para o tratamento de FE, em condições nas quais é difícil realizar a exposição (por exemplo, fobia de voo, de tempestades, entre outras). Programas de autoajuda computorizados têm demonstrado sua eficácia no tratamento da FE de aranhas, fobia de voar e de pequenos animais (por exemplo, FE a ratos, lagartixa e borboleta). Também há evidências de tratamentos eficazes para os subtipos de FE a sangue/agulhas, por meio de exercícios de exposição combinada com técnicas de relaxamento muscular.[8,10] As terapias comportamental e cognitiva (exposição) têm demonstrado sua eficácia como tratamento da FE ao dentista e de voar.

No caso de mulheres grávidas com TA, o ideal é o uso de tratamentos psicológicos neste período da vida. Entretanto, deve-se tomar uma decisão individualizada em função da gravidade clínica, dos antecedentes e do apoio social do caso. Nas mulheres em risco (história anterior, tratamentos anteriores e comorbidade), é necessária a realização de aconselhamento pré-natal, e de apoio psicológico durante o período de gravidez e no pós-parto.

Em crianças e adolescentes com TA, os tratamentos psicológicos têm que se adaptarem à idade cronológica e, muitas vezes, incluem a participação dos pais. A terapia cognitivo-comportamental tem se mostrado eficaz na AS, TP e TAS, e em casos de recusa escolar.[8]

No caso dos idosos com TA, os tratamentos psicológicos mostraram um nível de eficácia semelhante aos observados na vida adulta.

Tratamento farmacológico

O tratamento psicofarmacológico, assim como o tratamento psicológico, é um tratamento eficaz de primeira escolha nos TA, exceto para as FE, como evidenciado em várias revisões sistemáticas e metanálises de ensaios clínicos randomizados.[8] Atualmente, as medicações de primeira escolha são os antidepressivos, particularmente os inibidores seletivos da recaptação de serotonina (ISRS) e inibidores seletivos de recaptação de serotonina e norepinefrina (ISRSN) no TP e evitação da agorafobia (citalopram, fluoxetina, fluvoxamina, paroxetina, sertralina/venlafaxina XR), TAG (escitalopram, paroxetina ou sertralina/duloxetina ou venlafaxina) e TAS (escitalopram, fluvoxamina, paroxetina, sertralina, fluoxetina/venlafaxina). No caso do tratamento com ISRS, deve-se começar com uma dose baixa, para evitar o frequente aumento inicial nos níveis de ansiedade (por exemplo: 5 a 10 mg/dia de paroxetina ou fluoxetina) e procurar alcançar a dose apropriada em alguns dias ou semanas. O efeito benéfico, como acontece com todos os antidepressivos, não aparece antes de duas ou três semanas. Alguns efeitos colaterais incluem disfunção sexual (anorgasmia, ejaculação retardada, diminuição do desejo sexual, insônia, dores de cabeça e aumento do apetite) e podem alterar a adesão ao tratamento. Deve-se estar atento para o potencial risco de interações dos ISRS por meio da inibição de várias isozimas dos citocromos P450, que são responsáveis pelo metabolismo de várias drogas (anticoagulantes, antiarrítmicos, antiepilépticos, betabloqueadores, agentes hipoglicêmicos orais, entre outros).

É aconselhável manter o tratamento de longo prazo, por pelo menos durante um a dois anos. A retirada desses medicamentos não pode ocorrer abruptamente, especialmente da paroxetina, que tem uma meia-vida de 24 horas, para evitar o aparecimento de sintomas de síndrome de abstinência e aumento significativo na ansiedade, entre outros sintomas. No caso dos antidepressivos ISRSN, a venlafaxina pode causar aumento da pressão arterial e, por isso, tem que ser usada de modo cuidadoso em pacientes hipertensos.

Os antidepressivos tricíclicos também revelaram ser eficazes no tratamento do TP e da agorafobia (imipramina e clomipramina) e TAG (imipramina). Atualmente, seu uso tem sido relegado para segundo plano devido aos seus efeitos colaterais (boca seca, constipação, tremor das mãos, taquicardia e dificuldade de micção), que contraindicam seu uso em pacientes com doença cardíaca isquêmica aguda, prostatismo, glaucoma de ângulo fechado, e pode ser fatal em casos de envenenamento ou overdose. Deve-se iniciar com dose de 25 mg ao dia, com aumentos a cada três a quatro dias, até a dose de 50 a 200 mg ao dia. É comumente utilizado no caso de resistência a outras drogas.

O mesmo ocorre com os medicamentos inibidores da monoamina oxidase (IMAO, RIMAOs), que, apesar de sua eficácia comprovada no TP (moclobemida) e TAS (fenelzina/moclobemida), não são opções terapêuticas de primeira linha, devido ao seu perfil de efeitos colaterais. Os IMAO apresentam a maioria dos efeitos colaterais dos antidepressivos tricíclicos e também exigem restrição especial de alimentos ricos em tiramina (defumados, enlatados, vinho Chianti, queijos, entre muitos outros) e alguns medicamentos (anestésicos e outros antidepressivos), o que pode causar grave crise hipertensiva. Seu uso, muitas vezes, é restrito ao uso por especialistas psiquiatras.

Os benzodiazepínicos têm alta eficácia e boa tolerabilidade no tratamento do TP (clonazepam, diazepam, alprazolam e bromazepam), TAG (alprazolam, diazepam, bromazepam e lorazepam) e TAS (clonazepam). Atualmente, eles são usados para tratar ansiedade aguda de forma pontual (um ataque de pânico no serviço de emergência ou em caso de claustrofobia, que requer a execução de uma ressonância magnética cerebral no hospital geral). Eles são também utilizados como medicamentos adjuvantes no início do tratamento com os antidepressivos, por curto prazo, devido ao seu potencial para o abuso. Seu uso em pacientes com história de abuso de drogas tem que ser limitado, assim como em idosos, pelo risco aumentado de quedas e fraturas, devido ao prejuízo na psicomotricidade que esses compostos podem produzir. Os benzodiazepínicos devem sempre ser retirados gradualmente, para evitar sintomas de abstinência.

Outros fármacos que demostraram eficácia em alguns TA, mas que são consideradas drogas de segunda escolha são: azapironas no tratamento do TAS e TP (buspirona). Estes são agonistas da serotonina dos autorreceptores 5-HT1A, cujo efeito em nível pré-sináptico pode resultar na redução da concentração de serotonina, causando um efeito ansiolítico. No entanto, podem causar sonolência e náuseas. Finalmente, foi demonstrada a eficácia do uso de outros anticonvulsivantes, como pregabalina (que tem indicação de primeira escolha no TAS), gabapentina e valproato, além de alguns antipsicóticos atípicos (por exemplo: olanzapina, quetiapina e aripiprazol) nos TA, mas que devem ser considerados como medicações de segunda (por exemplo: a gabapentina no TAS) ou terceira linha, como medicação adjuvante em casos refratários, pois as evidências são limitadas, além de apresentarem perfil de efeito colateral muitas vezes desfavorável.

É importante considerar a relação risco-benefício do tratamento farmacológico do TA em mulheres grávidas e durante o aleitamento, além da importância do bem-estar da mãe e do feto durante a gravidez e da díade mãe-filho no período pós-parto.[6] Entretanto, não tratar um TA grave também pode ter riscos para a mãe e para a criança. Em geral, ainda não há pesquisas suficientes sobre o assunto, apesar do uso pré-natal de antidepressivos não ter sido comumente associado a um efeito teratogênico, e do fato de sua utilização não ter sido relacionada com alterações neurocognitivas de longo prazo na criança. Parece que os riscos são menores com antidepressivos tricíclicos ou com a fluoxetina. Por outro lado, a paroxetina, no primeiro trimestre, tem sido associada a defeitos cardíacos no feto.

Com relação à amamentação, os antidepressivos são excretados no leite materno, embora em pouca concentração, tendo sido descritos alguns poucos efeitos colaterais no bebê. Caso se decida indicar o uso de antidepressivos durante a lactação, depois de considerar seus prós e contras, é aconselhável escolher a imipramina ou a sertralina, por terem demostrado baixos níveis de concentração no leite materno. Entretanto, não existem dados de longo prazo sobre o efeito desses compostos sobre a criança. Com relação aos benzodiazepínicos, existem menos estudos, e não está claro se ocorre efeito teratogênico, embora tenha sido associado com o lábio leporino. Os benzodiazepínicos são medicamentos pouco recomendáveis no tratamento contínuo e, no caso de utilização no último trimestre, deve-se retirá-lo gradualmente, pelo risco de síndrome de abstinência no bebê. Essa classe de psicofármacos também é excretada no leite materno, embora em baixa concentração, mas pode ocasionar sonolência no recém-nascido. Existem poucos dados sobre seu efeito em longo prazo no desenvolvimento neuropsicológico das crianças. Os anticonvulsivantes (valproato, carbamazepina e lamotrigina) não devem ser usados durante a gravidez pelo risco de defeitos do tubo neural no feto. A lamotrigina não deve ser utilizada durante o aleitamento.[6] As mulheres com TA grave e grávidas devem ser encaminhadas para unidades de psiquiatria para o manejo adequado. Por fim, se for possível, deve-se sempre considerar prioritariamente o tratamento psicoterápico em substituição ao uso de psicofármacos durante a gravidez e o período de aleitamento (Quadro 3.7).

No caso de crianças e adolescentes com TA, em geral, muitas vezes é preferível a abordagem psicológica ou combinada ao manejo exclusivamente farmacológico. Existem dados que suportam a terapia combinada diante da monoterapia psicoterápica ou farmacológica na população pediátrica em AS, TAG e TAS.[7] Em geral, os psicofármacos mais utilizados são os ISRS, ainda que os antidepressivos tricíclicos também tenham se mostrado eficazes. É aconselhável começar o tratamento de maneira progressiva. Devem-se considerar os possíveis efeitos colaterais dos antidepressivos em crianças e adolescentes (tais como insônia, agitação, tremores e ansiedade), que podem potencializar o risco de ideação ou comportamento suicida. Por esse motivo, devem-se sempre pesar os riscos e benefícios do uso desses fármacos em crianças e adolescentes, incluindo os pais ou cuidadores na decisão de uso, pois a cooperação deles é essencial para o tratamento adequado. O único antidepressivo com o mais alto nível de evidência de eficácia é a fluoxetina para o tratamento de TAS nessa população. Outros antidepressivos têm demonstrado um nível menor de evidências. Dessa maneira, como tratamentos de segunda escolha, estariam a fluvoxamina, a paroxetina e a venlafaxina XR para o TAS; a fluoxetina e a fluvoxamina para o transtorno de AS; e a fluoxetina, a fluvoxamina e a sertralina para o TAG. As benzodiazepinas têm mostrado um menor nível de evidência no tratamento dos TA nessa faixa etária.[8]

No outro extremo do grupo etário, em pacientes idosos com TA, também se deve ter cuidado no manejo farmacológico dos TA. Em geral, a eficácia global dos psicofármacos na idade adulta é mantida em pacientes mais idosos.[8] No entanto, os pacientes idosos são mais suscetíveis aos efeitos colaterais e às interações medicamentosas, em parte devido às mudanças fisiológicas quanto à farmacocinética, em razão da idade (volume de distribuição diminui, diminuição da função hepática e renal) e à farmacodinâmica. Além disso, as pessoas mais idosas podem tomar um maior número de outros medicamentos devido a condições médicas comórbidas. O uso de medicação psicotrópica (benzodiazepínicos e antidepressivos) tem sido associado com aumento do risco de fraturas e o do risco de mortalidade, quando existe quadro demencial comórbido (antipsicóticos, de preferência convencionais ou de primeira geração).

AGRADECIMENTOS

Este trabalho foi realizado com os seguintes apoios: Dr. José Alexandre de Souza Crippa, que recebe uma bolsa de produtividade em pesquisa (1B) do Conselho Nacional de Desenvolvimento Científico e Tecnológico (CNPq), e Dra. Rocío Martín-Santos, SGR2014/1435.

■ REFERÊNCIAS

1. Kessler RC, Chiu WT, Demler O, Merikangas KR, Walters EE. Prevalence, severity, and comorbidity of 12-month DSM-IV disorders in the National Comorbidity Survey Replication. Arch Gen Psychiatry. 2005;62(6):617-27.

2. Martin-Merino E, Ruigómez A, Wallander MA, Johansson S, García-Rodriguez LA. Prevalence, incidence, morbidity and treatment patterns in a cohort of patients diagnosed with anxiety in UK primary care. Fam Pract. 2010;27(1):9-16.

3. Olantunji BO, Cisler JM, Tolin DF. Quality of life in the anxiety disorders: a meta-analytic review. Clin Psychol Rev. 2007;27(5):572-81.

4. American Psychiatry Association (APA). Manual Diagnóstico e estatístico de transtornos mentais-DSM-V. Porto Alegre: Artmed; 2014.

5. Combs H, Markman J. Anxiety disorders in primary care. Med Clin N Am. 2014;98(5):1007-23.

6. Howard LM, Megnin-Viggards O, Symington I, Pilling S; Guideline Development Group. Practice Guidelines. Antenatal and postnatal mental health: summary of updated NICE guidance. BMJ. 2014;349:g7394.

7. Walkup JT, Albano AM, Piacentini J, Birmaher B, Compton SN, Sherrill JT, et al. Cognitive behavioral therapy, sertraline, or a combination in childhood anxiety. N Engl J Med. 2008;359(26):2753-66.

8. Katzman MA, Bleau P, Blier P, Chokka P, Kjernisted K, Van Ameringen M; Canadian Anxiety Guidelines Initiative Group on behalf of the Anxiety Disorders Association of Canada/ Association Canadienne des troubles anxieux and McGill University, et al. Canadian clinical practice guidelines for the management of anxiety, posttraumatic stress and obsessive--compulsive disorders. BMC Psychiatry. 2014;14 Suppl 1:S1.

9. Sánchez-Meca J, Rosa-Alcázar AI, Marin-Martínez F, Gómez-Conesa A. Psychological treatment of panic disorder with or without agoraphobia: a meta-analysis. Clin Psychol Rev. 2010;30(1):37-50.

10. Wolitzky-Taylor KB, Horowitz JD, Powers MB, Telch MJ. Psychological approaches in the treatment of specific phobias: a meta-analysis. Clin Psychol Rev 2008;28(6):1021-37.

CAPÍTULO 4

Diagnóstico e Tratamento dos Transtornos Somatoformes

Sandra Fortes
Ricardo de Almeida Prado
Luís Fernando Tófoli

INTRODUÇÃO

Muitos médicos no Sistema Único de Saúde (SUS) do Brasil são procurados por pessoas apresentando sintomas físicos sem qualquer evidência de doença orgânica que os justifique, mas geralmente associados a problemas emocionais.[1-6]

Esses fenômenos clínicos, que transitam pela zona de intersecção mente-corpo, na qual queixas e alterações físicas aparecem, sem que lesões anatomopatológicas comprovadas e alterações nos exames complementares sejam encontradas, são um desafio para a Medicina há centenas de anos, quer em seu componente clínico-assistencial, quer nos estudos científicos que buscam compreender esses fenômenos. Esses pacientes, frequentemente denominados como poliqueixosos, muitas vezes buscam incessantemente atendimento médico, apresentando grave comprometimento funcional de suas vidas, e relacionamentos pessoais e familiares, sendo um desafio – muitas vezes temido ou rejeitado pelos profissionais.

Preconceito, menosprezo, rejeição e até mesmo reações agressivas por parte da equipe de saúde são as consequências dessa nossa incapacidade de conseguir entender e ajudar esses pacientes. Independente da discussão sobre quais devem ser o tratamento e o apoio a essas pessoas, se serão prestados por qualquer médico dentro de sua especialidade, e em que momento seu destino terapêutico deve ser o tratamento exclusivo em um serviço especializado em saúde mental, a detecção e a abordagem inicial correta desses casos são atribuições de todos os médicos e demais profissionais de saúde. Caso isso não seja realizado, é grande o impacto negativo em termos pessoais, familiares e institucionais de uma abordagem errônea nesse contato inicial, como, por exemplo, referir-se ao paciente como aquele que "não tem nada" ou considerá-lo um simulador. Esses posicionamentos são sentidos como pejorativos e degradantes para quem recebe tal devolutiva de um médico, sendo entendido como se seus sintomas físicos não fossem reais.

Saber lidar com os pacientes poliqueixosos facilita a qualquer médico abandonar rótulos preconceituosos e a aprender a perceber e lidar com queixas comuns, frequentemente malcuidadas, percebendo, por detrás delas, um sofrimento emocional bastante intenso. Afinal, diferentes tipos de transtornos mentais se apresentam por meio de queixas físicas, sem substrato anatômico.

Esses pacientes portadores de queixas somáticas sem justificativa orgânica são aqui definidos como "somatizadores" e devem ser entendidos como potenciais portadores de transtorno mental ou como pessoas com um sofrimento emocional intenso, que merecem atenção e cuidado dos profissionais que procuram, tanto no sentido humano quanto no clínico.

POR QUE É TÃO DIFÍCIL CUIDAR DESSES PACIENTES?

A literatura já demonstrou que sensações corporais anormais são fenômenos comuns e benignos da vida cotidiana. A maioria das pessoas tem sensações somáticas anormais muito frequentemente. Na maior parte das vezes, essas sensações não estão associadas a uma doença, embora estejam relacionadas a situações de estresse psicossocial e tendem a se resolver espontaneamente, sem repercutirem no sistema de saúde. Muitas dessas queixas representam um padrão cultural de comunicação de sofrimento.[7-9] Frequentemente, no entanto, em um grupo heterogêneo de pessoas, a presença de sintomas físicos sem explicação causa a busca de auxílio médico e se associa a comprometimento funcional em graus variados. Esses pacientes são considerados somatizadores.[7-10]

Na concepção mais recente, o conceito de somatização é definido como uma tendência pessoal a se apresentar e a comunicar queixas somáticas, que geram sobrecarga pessoal e no sistema de saúde, diante de sofrimento psíquico.[7-9] Em grande parte dos casos, as queixas somáticas inexplicáveis estão associadas a estresse psicossocial (como causa, como efeito, ou como ambos) e se apresentam como queixas difusas, em um padrão sintomático que discutiremos posteriormente neste capitulo, também se associando a transtornos mentais. Assim, ao longo deste texto, são considerados sinônimos os termos "somatização", "queixas somáticas ou sintomas físicos inexplicáveis" e "queixas somáticas difusas", dado que eles se sobrepõem na maior parte dos casos.

Alguns problemas importantes se apresentam como obstáculos ao cuidado adequado desses pacientes. Por exemplo, a presença do paradigma de exclusão de um problema orgânico como base do raciocínio clínico, no qual se determina a necessidade de total eliminação de causas orgânicas que justifiquem as queixas físicas dos indivíduos, para que se possam cogitar causas psicológicas. Isso produz um critério diagnóstico pelo negativo, pela ausência de algo. É mais adequado que o diagnóstico seja baseado em critérios positivos, no rastreio das alterações psicopatológicas associados a essas queixas, definindo-se as categorias de transtornos mentais presentes de forma positiva. É necessário, então, que, durante o processo terapêutico, considere-se a possibilidade de que estejam presentes quadros clínicos somáticos e psíquicos concomitantemente, trabalhando a partir de um critério de inclusão.

Outro exemplo é o fato de que pacientes somatizadores frequentemente apresentam sofrimento psíquico manifestado por meio das queixas físicas sem explicação orgânica; porém, associado à adversidade psicossocial e a outros problemas físicos de saúde. Lidar com essa multiplicidade de problemas é difícil para o profissional médico, que tende a evitar abordar problemas psicossociais e a se focar em doenças, e não realizar a abordagem de maneira integral da pessoa que está sob seus cuidados.

Ainda, os profissionais de saúde, ao reconhecerem a importância dos problemas psicossociais desse pacientes, tendem considerar muitos dos quadros clínicos detectados como "justificados" e reduzem a possibilidade de firmar um diagnóstico psiquiátrico que necessite de tratamento medicamentoso e de suporte psicossocial. Fatores psicossociais estão associados a maior parte dos transtornos mentais, o que não significa que se possa prescindir do tratamento medicamentoso quando a gravidade do quadro clínico exige. Essa postura acaba por contribuir para o grande hiato de tratamento desses quadros, que começa a ser constatado nos estudos realizados no Brasil.[11-13]

DIAGNÓSTICO E TRATAMENTO DOS TRANSTORNOS SOMATOFORMES

A dificuldade em definir o limite entre o sofrimento emocional, que muitas vezes remite espontaneamente, e os transtornos mentais de intensidade moderada e grave, que necessitam de tratamento medicamentoso, também causa risco inverso, relativo à medicalização do sofrimento humano e da estigmatização do paciente que recebe um diagnóstico de transtorno mental, também aumentando o vão entre a necessidade clínica e o tratamento eficaz.[11-13]

OS PACIENTES QUE SOMATIZAM

Podemos dividir em vários grupos os pacientes com sofrimento emocional que apresentam prioritariamente queixas somáticas.

Pacientes com sofrimento emocional inespecífico

Parcela considerável dos pacientes que apresentam sintomas físicos inexplicáveis não preenchem critérios suficientes para serem incluídos na nosografia psiquiátrica. Não obstante, eles apresentam sofrimento emocional e buscam serviços de saúde. Geralmente, são definidos como casos de sofrimento psíquico ou sofrimento mental (traduções do termo em inglês *mental distress*). Eles são parte significativa dos pacientes definidos como portadores de transtornos mentais comuns (TMC) ou de sofrimento difuso, conforme denominado por Valla[14] e Fonseca et al.[15] que, todavia, também incluem pacientes com transtornos depressivo-ansiosos.

Esses pacientes com sofrimento emocional apresentam quadros geralmente transitórios e associados a crises vitais, sejam esperadas (adolescência, início da idade reprodutiva, envelhecimento etc.) ou não (rompimento de relacionamentos, mortes, mudanças de *status* social etc.). Em geral, são casos de duração rápida e autolimitada. A importância desses sintomas está em indicar exatamente o impacto do sofrimento psicossocial no bem-estar das pessoas. Deve-se ter o cuidado em diferenciar claramente os somatizadores com sofrimento psíquico daqueles portadores de transtornos de ansiedade e depressão, evitando-se tomar condutas clínicas para esses transtornos mentais específicos, sem antes examinar se eles estão, de fato, presentes. Esses pacientes correspondem a cerca de 20 a 25% dos pacientes com sofrimento psíquico atendidos nas unidades da Estratégia Saúde da Família (ESF).[16] A solução, portanto, está na direção de se pensar sobre os pacientes de maneira integral, refletindo sobre os problemas sociais e psicológicos que possam estar associados aos casos de queixas somáticas. Compreendendo o paciente de maneira integral, ou seja, em suas relações com seu próprio organismo, sua vida, sua família e comunidade, o médico pode escapar da tendência de cuidar apenas de doenças e, então, cuidará das pessoas que o procuram de maneira integrada.

Pacientes com transtornos depressivo-ansiosos

Transtornos ansiosos e depressivos são acompanhados de diversos sintomas físicos, sendo que alguns deles fazem parte das próprias definições clínicas dos transtornos, como cansaço, astenia, fadiga, palpitações, dores, dispneia, sudorese de extremidades, entre vários outros. Esses transtornos são os quadros mais frequentes na maior parte dos pacientes que se apresentam nos serviços de saúde como sintomas sem explicação orgânica.[17]

Por isso é extremamente importante verificar a presença de TMC em pacientes que somatizam. Muitos dos transtornos mentais podem não ser claramente aparentes, especialmente se o diálogo for centrado nos sintomas físicos. Muitos pacientes tendem a só falar de suas queixas físicas. Porém, é importante saber que essa tendência é, na maioria das vezes, influenciada pela própria condução da entrevista por parte do médico.[18-20] Para desvendar essa demanda, é necessário perguntar sobre os sintomas mais característicos desses transtornos mentais. A presença de sintomas depressivos e ansiosos de natureza psicológica não está sendo "escondida" por esses pacientes. Os sintomas cognitivos e afetivos também estão presentes, e os pacientes responderão positivamente à investigação ativa.

No Quadro 4.1 apresentamos as principais categorias da Classificação Estatística Internacional de Doenças e Problemas Relacionados com a Saúde (CID-10) que se apresentam associadas a queixas somáticas.

Quadro 4.1 - Principais categorias da Classificação Estatística Internacional de Doenças e Problemas Relacionados com a Saúde (CID-10) relacionadas a queixas somáticas sem explicação médica

- Episódios depressivos
- Transtorno depressivo recorrente
- Transtorno de ansiedade generalizada
- Transtorno misto de ansiedade e depressão
- Reação a estresse/transtorno de ajustamento
- Transtorno/crises de pânico
- Transtorno de estresse pós-traumático
- Agorafobia

Fonte: adaptado de OMS.[21]

Síndromes funcionais

Tradicionalmente, as doenças são definidas pela presença de lesões anatomopatológicas características (como as alterações verificadas na endoscopia, em casos de úlceras pépticas) ou pela alteração de um marcador biológico mensurável (como a pressão arterial ou a glicemia). Quando há ausência desses elementos, mas há apresentação de quadros sintomatológicos bem definidos, temos patologias chamadas "funcionais". Há várias síndromes com essas características detectadas nas diversas especialidades médicas, e algumas delas passaram a receber atenção especial, principalmente por sua frequência no ambiente clínico, seu grau de incapacitação e sua aparente consistência sintomática. As síndromes funcionais mais conhecidas são a fibromialgia, a síndrome do intestino irritável e a síndrome da fadiga crônica. Podemos, porém, também incluir diagnósticos como cefaleia tensional, multissensibilidade química, Síndrome da Guerra do Golfo, entre outros. Elas definem pacientes que estão sob os cuidados das mais variadas especialidades da medicina.

Os portadores de todas essas síndromes demonstram consideráveis níveis de psicopatologia, em especial quadros depressivo-ansiosos,[1-7] além de história frequente de eventos psicossociais negativos em suas vidas e do desenvolvimento de comportamentos disfuncionais de doença, incluindo ganhos secundários com suas patologias.

Verifica-se, então, que pesquisadores passaram a se interrogar sobre as singularidades de cada categoria e se elas poderiam representar facetas de uma mesma síndrome. Elas apresentam grande superposição de sintomas, embora com distribuições sintomáticas variáveis, o que resulta no questionamento de que poderiam estar relacionadas entre si.[22-25] Provavelmente, os médicos das diversas especialidades foram impelidos a criar categorias que dessem conta desses quadros, na maioria das vezes por haver dificuldades em apreender o paciente de uma maneira abrangente e por coletarem sintomas focados principalmente no sistema corporal ao qual estavam habituados a trabalhar.

Um exemplo é a pesquisa apresentada por Okifuji e Turk[26], que verificou que, em um grupo de pacientes com fibromialgia, sintomas comuns a outras síndromes também ocorriam com alta frequência, como disposto no Quadro 4.2.

Quadro 4.2 – Sintomas funcionais presentes em pacientes com fibromialgia

- Fadiga (98%)
- Hipersensibilidade muscular (95%)
- Alterações de sono (90%)
- Dor no corpo todo (88%)
- Dor articular (85%)
- Rigidez matinal (80%)
- Parestesia (76%)
- Ansiedade (74%)
- Depressão (72%)
- Cefaleia (66%)
- Alteração ritmo intestinal (53%)

Fonte: Okifuji e Turk.[26]

Porém, a partir de 2002, Budtz-Lilly et al.[27], Budtz-Lilly et al.[28] e Toft et al.[29] têm proposto a existência de uma síndrome de desconforto somático (*bodily distress syndrome*) que envolveria quatro grupos de sintomas que frequentemente se encontram associados e correspondem às principais síndromes funcionais: sintomas gastrintestinais, musculoesqueléticos, cardiovasculares e sintomas gerais. Exemplos desses sintomas estão descritos no Quadro 4.3.

Ainda há muito a avançar no estudo desse grupo de pacientes com o perfil sintomatológico específico das síndromes funcionais que têm queixas físicas sem substrato anatomopatológico. Porém, sua associação com estresse e transtornos mentais permite destacar a importância de uma abordagem e cuidado integral para a estruturação de seu tratamento adequado, independente da especialidade médica que se responsabilize por seu tratamento.

Quadros dissociativos-conversivos

Os portadores de transtornos dissociativos/conversivos (termo usado na CID-10)[20] são caracterizados por uma perda da integração entre funções neuropsicológicas, neurológicas superiores e neurológicas periféricas, sem uma causa orgânica periférica definida. Podem apresentar basicamente alterações da consciência e da memória, com episódios eminentemente dissociativos em que se perdem ou não se lembram do que fizeram. Por definição, os quadros dissociativos-conversivos envolvem quadros pseudoneurológicos. Destacam-se os transtornos dissociativos de movimento e sensação (conversão), nos quais se verifica a presença desse tipo de sintomas que, muitas vezes, surgem de modo abrupto e com evidentes desencadeantes psicossociais. Geralmente, são queixas que atingem sistema motor voluntário, ou funções sensitivas e pares cranianos, como anestesias, paresias, paralisias, mudez, cegueiras etc. Esses quadros são mais frequentes em emergências médicas e em serviços de neurologia.

Quadro 4.3 - Sintomas do transtorno do desconforto somático

Desconforto gastrintestinal	Desconforto cardiorrespiratório
Dores abdominais	Palpitações
Movimentos intestinais frequentes	Desconforto pré-cordial
Sensação de inchaço	Falta de ar
Regurgitação	Hiperventilação
Constipação	Suor frio ou quente
Diarreia	Tremor
Náusea	Boca seca
Vômito	
Pirose	
Tensão musculoesquelética	**Sintomas gerais inespecíficos**
Dor nos braços ou pernas	Dificuldade de concentração
Dores musculares	Diminuição da memória
Dores articulares	Fadiga excessiva
Sensação de paresia ou fraqueza localizada	Dor de cabeça
Dor nas costas	
Dor para se mover de um lugar para o outro	
Dormência desagradável	
Formigamento desagradável	

Fonte: dos autores, baseado em Budtz-Lilly et al.[28]

Hipocondria e seus novos nomes:
ansiedade de doença e transtorno de sintomas somáticos

A hipocondria é associada desde a Antiguidade à presença de uma convicção de que se tem uma doença grave, sem que esta seja comprovada. Ocorrem alterações de cunho muito mais afetivo e cognitivo do que relacionadas a sintomas físicos específicos. O paciente tem a certeza de ter a doença, mesmo depois de repetidas afirmações de profissionais de que tal patologia não existe, podendo, ou não, apresentar sintomas somáticos sem explicação médica.

Ao contrário do que supõe o senso habitual, muitos desses pacientes não tomam remédios em excesso e nem procuram muitos médicos, podendo mesmo se negarem a buscar tratamentos. São os pacientes de subtipo "evitação de cuidado", em contraposição aos que têm "busca de cuidado", que são os mais habituais.

A nova classificação do *Manual de Diagnóstico e Estatística dos Transtornos Mentais* (DSM-5)[30] define dois tipos de pacientes que apresentam processos considerados como tendo características hipocondríacas: aqueles com "ansiedade de doença", os quais o que mais os caracteriza é a preocupação com ter ou contrair uma doença grave – preocupação claramente excessiva ou desproporcional; aqueles com "transtorno de sintomas somáticos", quando se verificam sintomas somáticos concomitantes, acompanhados de pensamentos desproporcionais e persistentes acerca da gravidade dos próprios sintomas.

Em ambos, o nível de ansiedade acerca da saúde e dos sintomas é persistentemente elevado, e muito tempo e energia são dedicados a esses sintomas ou a preocupações a respeito da saúde.

Importa destacar que a presença da hipocondria ou preocupação excessiva com doenças pode estar presente em outros transtornos mentais, como transtorno obsessivo compulsivo, transtorno depressivo maior ou transtorno delirante de tipo somático. Também importa destacar que reações hipocondríacas são comuns em pacientes portadores de patologias potencialmente letais e em seus familiares. Nesse caso, trata-se de uma reação psicológica causada pelo medo da doença ameaçadora, que concretamente apareceu na vida dessas pessoas.

E A ANTIGA CLASSIFICAÇÃO DOS TRANSTORNOS SOMATOFORMES?

Historicamente, verifica-se uma dificuldade de se criar uma classificação diagnóstica dos casos mais crônicos e graves de somatização, objeto específico de cuidado pela saúde mental. Nos últimos 40 anos, sucederam-se várias das principais classificações diagnósticas existentes (CID e DSM),[21,30] e, em todas, verificaram-se reformulações no que tange aos modos de classificar esses transtornos. Até 1980, quando vigorava a CID-9, havia somente os diagnósticos clássicos, existentes desde a Grécia Antiga, da hipocondria e da histeria de conversão, o que reforça a importância histórica dessas classificações desses pacientes. Com o DSM-III, em 1980, e a CID-10, em 1994, a American Psychiatric Association (APA) e a Organização Mundial de Saúde (OMS), respectivamente, incluíram, novas categorias diagnósticas – os transtornos somatoformes –, além de manterem as categorias da conversão e da hipocondria, embora entendidas de modo diferente nas duas classificações.

Ao longo desses anos e das várias classificações, vários problemas foram detectados. A principal subcategoria diagnóstica dos transtornos somatoformes, denominada transtorno de somatização, apresenta prevalência muito baixa[16] ou a maioria dos casos que recebem os diagnósticos de transtornos somatoformes, como nos estudos de Budtz-Lilly et al.,[27] Budtz-Lilly et al.[28] e Toft et al.,[29] é dos subtipos indiferenciado ou não especificados, o que demonstra uma inadequação da categoria principal. Os quadros mais crônicos e graves são os que se apresentam associados a comportamentos disfuncionais de adoecimento e à convicção de serem portadores de doença física grave, com a presença dos sintomas da doença percebida.

Assim, as novas classificações em processo de implementação (DSM-5 e CID-11) abandonaram a categoria dos transtornos somatoformes, e novas categorias estão sendo discutidas para o estudo e o cuidado aos somatizadores crônicos, como o transtorno de sofrimento corporal e o transtorno de sintomas somáticos. Porém, a discussão e a diferenciação de categorias dos transtornos, ainda sem comprovada eficácia na prática clínica de profissionais não especialistas em saúde mental, não são objetivos deste capítulo. Abordaremos o cuidado aos somatizadores crônicos de maneira geral.

Nesses casos, geralmente estamos diante de pacientes com um curso crônico, com grave comprometimento funcional (social, laborativa e pessoal), que apresentam recusa em aceitar uma associação do sofrimento emocional com seus sintomas físicos, apresentando-se convictos de terem uma doença orgânica. São pacientes cujo tratamento demanda atendimento especializado.

FATORES DE RISCO PARA A PRESENÇA DE SINTOMAS SOMÁTICOS INEXPLICÁVEIS

Embora ainda haja muito a aprender sobre os potenciais mecanismos causais de quadros clínicos que se manifestam por meio de queixas somáticas inexplicáveis, já se conhece bastante sobre fatores associados ao surgimento dessa forma de apresentação do sofrimento emocional (Quadro 4.4). Alguns deles trazem um maior risco para que os pacientes se cronifiquem na posição de somatizadores em sua relação com o sistema de saúde e seus profissionais.

Eles podem ser definidos como fatores individuais, familiares/coletivos e aqueles relacionados aos serviços de saúde. Estes últimos se destacam como muito relacionados à cronificação dos quadros de somatização. A rapidez na detecção do sofrimento emocional (ou até mesmo do transtorno mental) associada às queixas físicas permite que o cuidado apropriado seja adequadamente implantado. Devemos considerar que é dever de todo profissional de saúde estar atento à presença de somatização, detectando-a e cuidando de modo apropriado, zelando para que as queixas não mais se cronifiquem.

Quadro 4.4 – Fatores de risco para a presença de sintomas físicos sem explicação médica

Fatores individuais

- Sexo feminino
- Comportamento disfuncional de adoecimento (adesão ao papel de doente com ganhos secundários)
- Amplificação de sensações somáticas
- Atribuição somática de sensações físicas anormais
- Autoconceito de pessoa fraca e incapaz
- Dificuldade de elaboração verbal do sofrimento psíquico
- Transtornos mentais comuns (ansiedade/depressão)
- História pessoal de adoecimento físico, em especial na infância
- História pessoal de abuso físico e sexual, em especial na infância

Fatores familiares/coletivos

- História familiar de doenças graves, com ganho de atenção diferenciada por esse motivo
- História familiar de somatização/transtornos mentais comuns
- Atribuição somática de sensações físicas anormais pelo grupo familiar e social
- Estruturas sociais que favorecem situações de submissão e desempoderamento
- Culturas latino-americanas

Fatores ligados aos serviços de saúde

- Condutas excessivamente centradas no adoecimento físico
- Falta de manejo terapêutico para queixas físicas inexplicáveis
- Diálogo médico sem sensibilidade psicossocial
- Sistema de saúde pouco organizado
- Vínculos com o paciente frouxos ou inexistentes

Fonte: adaptado de Fortes et al., 2013.[1]

CUIDANDO DOS SOMATIZADORES

O manejo dos pacientes somatizadores pelo médico não especialista em psiquiatria necessita reconhecer e abordar os diferentes tipos de pacientes que se apresentam com tais queixas.

Pacientes agudos, geralmente portadores de sofrimento emocional ou de transtornos ansiosos e depressivos, respondem de modo rápido e eficaz a uma abordagem que reconheça a legitimidade de seu sofrimento e que inclua tratamento resolutivo nos níveis primário e secundário do sistema de saúde. Médicos de família e clínicos gerais necessitam entender que esses pacientes são sua responsabilidade também, dada a alta prevalência na população que busca cuidado e que não pode ser objeto apenas do tratamento por psiquiatras.

Os somatizadores crônicos, aqueles que são aderidos ao papel de doentes e têm grandes dificuldades de aceitar a ligação de suas queixas com seu sofrimento psíquico, necessitam de tratamento especializado com maior probabilidade. Porém, para seu encaminhamento ser eficaz, ele deve seguir passos semelhantes à abordagem dos pacientes agudos. Se os pacientes não forem preparados de uma maneira cuidadosa, podem não só recusar o tratamento em saúde mental como também ter grande chance de rejeitar médico e continuar em uma busca incessante por consultas médicas (*doctor shopping*). O tratamento inadequado desde o início do quadro é um dos principais fatores de cronificação desses pacientes.

Evitar o poder somatizador da consulta médica

Há evidências que demonstram que o sistema de saúde e a relação médico-paciente são fatores determinantes na presença da somatização.[18-31] As maneiras como os pacientes apresentam seu sofrimento aos médicos durante a consulta são fortemente influenciadas pela maneira como esses profissionais lidam com as queixas psicossociais que esses pacientes trazem. Ring et al.,[18] Ring et al.[19] e Salmon et al.[20] constataram que os pacientes traziam informações e comentários referentes ao seu sofrimento psíquico durante suas consultas. Estes, porém, eram frequentemente ignorados pelos médicos, que se mantinham focados em aspectos exclusivamente físicos presentes na consulta. Curiosamente, na maior parte das vezes, também não eram os pacientes que demandavam exames e encaminhamentos. Estes eram mais frequentemente sugeridos pelos próprios médicos, que tendiam a investigar as queixas somáticas desses pacientes, ignorando os indicadores de sofrimento psicossocial trazido por eles. Esse poder somatizador da consulta médica, quando o profissional não apresenta condições de lidar com o sofrimento emocional do paciente, representa o principal problema nos casos dos pacientes com somatizações agudas.

A estrutura do sistema de saúde, responsável pela organização do cuidado, também parece interferir. Simon et al.,[31] ao analisarem que fatores associados com o risco do transtorno de depressão maior se manifestam na forma de queixas somáticas no estudo multicêntrico da OMS, verificaram que o tipo de sistema de saúde era um dos mais importantes determinantes. Estavam associados a um menor risco de que sintomas somáticos fossem a forma de apresentação do transtorno mental nos serviços onde a relação médico-paciente fosse caracterizada por um vínculo estável e houvesse fácil acesso à consulta (horários marcados, por exemplo). Dificuldades de conseguir atendimento e impessoalidade na relação terapêutica se associam a uma maior presença de somatização.

O cuidado correto desses pacientes inclui três diferentes níveis de ação: a abordagem das queixas médicas inexplicáveis, o tratamento do somatizador agudo e o tratamento do somatizador crônico.

A abordagem do paciente

A abordagem inicial desses pacientes é o passo fundamental para que seu prognóstico seja positivo. A base do processo é a recodificação dos sintomas.

Como a origem das queixas somáticas se associa aos TMC (incluindo sofrimento difuso e transtornos depressivo-ansiosos) e aos problemas psicossociais, é fundamental conseguir que estes possam ser abordados no tratamento. Deve-se evitar, porém, confrontos com o paciente sobre a natureza de seus sintomas ser psicológica, e não física. Essa percepção, que está presente, antes de tudo, nos profissionais, e que reflete o treinamento biomédico, obscurece nossa capacidade de entender corretamente o processo de adoecer desses pacientes. Nas pessoas que apresentam sintomas físicos inexplicáveis, estes fazem parte do próprio processo de adoecimento psíquico, não são simulados e devem ser foco da intervenção terapêutica. Importa apenas que a intervenção não se restrinja a eles, estando atenta também ao sofrimento psíquico que está presente e associado. Não se trata de se fazer uma escolha entre um ou outro tipo de sintoma, mas de compreender que ambos indicam que algum tipo de sofrimento está presente e necessita ser cuidado. Essa atitude permite inclusive que possamos lidar corretamente com uma das situações mais difíceis, e não infrequente, da ação médica, que é a presença concomitante de somatização em pacientes também portadores de lesões orgânicas, como é comum em pacientes com dor crônica.

Uma das abordagens terapêuticas pioneiras de pacientes com queixas médicas inexplicáveis foi delineada por Goldberg et al.[32] e se centra no conceito de reatribuição, o que inclui a modificação do papel e do significado que os sintomas têm na relação terapêutica. Os seguintes aspectos são importantes para este manejo correto dentro da relação médico-paciente:

- Reconhecer a legitimidade da queixa física, que não é nem uma simulação nem uma criação pessoal do paciente, é fundamental para que se possa compreender como ela está associada ao sofrimento psicológico. Este é o primeiro passo para que o paciente se sinta compreendido em seu sofrimento.

- Analisar o surgimento desses sintomas dentro de um "dia típico", avaliando exemplos específicos da vida do paciente, e a que situações de vida eles se encontram associados.

- Responder a pistas de problemas emocionais frequentemente trazidas pelos pacientes, e que permitem a abordagem e elaboração deste sofrimento.

- Investigar os antecedentes psicossociais da história de vida do paciente, e sua associação com o surgimento de transtornos mentais e desencadeamento das queixas somáticas inexplicáveis.

- Pesquisar as crenças sobre saúde do paciente. Entender como ele compreende seu processo de adoecer é sempre vital para o manejo correto de suas patologias e problemas. Quando o médico e seu paciente conseguem construir um modelo explicativo do processo de saúde e doença em comum, a relação médico-paciente se torna sólida e duradoura.[33]

- Investigar a possibilidade de vínculo com eventos vitais e fatores psicossociais. Esse é um momento crucial na abordagem desses pacientes. Trabalhar a associação do surgimento dos sintomas físicos com problemas sociais e de relacionamento interpessoal com momentos pessoais difíceis. Essa associação nem sempre é fácil e é importante observar cuidadosamente a reação dos pacientes quando essas associações são apontadas.

- Fazer sempre um exame físico breve, pois garante a confiança do paciente pelo fato de que suas queixas não estão sendo desconsideradas e de que se está atento a possíveis problemas físicos. Esse exame não deve ser substituído por exames complementares.

- Dar *feedback* dos resultados dos exames/investigações. Ao discutir com o paciente os resultados dos exames, incluindo o exame físico, é importante evitar-se a abordagem simplista de se dizer que não há nada de errado com ele. Afinal, os sintomas são verdadeiros, e mesmo se são determinados por transtornos mentais, como, por exemplo, fadiga na depressão ou taquicardia na ansiedade, necessitam ser tratados.

Além disso, há um conjunto de atitudes frequentes que dificultam o tratamento dos sintomas físicos inexplicáveis. Estes estão resumidos no Quadro 4.5.

Quadro 4.5 – Atitudes que pioram o tratamento dos pacientes somatizadores

- Dizer "você não tem nada"
- Preocupar-se excessivamente com a remissão dos sintomas. Os pacientes não querem necessariamente alívio do sintoma, mas certamente buscam compreensão
- Desafiar o paciente. Concorde que há um problema
- Explicar prematuramente que os sintomas são emocionais, em especial nos somatizadores crônicos
- Diagnósticos orgânicos positivos não vão curar o paciente

Fonte: adaptado de Fortes et al.[1]; Tófoli et al.[2]; e Tófoli et al.[3]

Tratamento específico da somatização

Depois que o processo inicial de abordagem, do estabelecimento do vínculo terapêutico e da recodificação das queixas físicas tenha sido realizado, pode-se, então, iniciar o tratamento adequado do sofrimento mental que esses pacientes apresentam e que motivam o surgimento dessas queixas. O tratamento a ser instituído se apoia em quatro eixos, destacados a seguir.

1. Tratar com medicamentos os transtornos depressivos e ansiosos associados

A correta detecção dos TMC é fundamental para o correto manejo desses pacientes. A maioria dos pacientes com queixas médicas inexplicáveis na atenção primária de nosso país são portadores desses quadros, que apresentam seu sofrimento sob a forma de queixas físicas.[17] Nesse caso, a medicação apropriada, antidepressiva e/ou ansiolítica, é fundamental. Em uma porcentagem desse grupo de somatizadores crônicos, observa-se extrema sensibilidade a qualquer alteração somática, sistematicamente resultando em sua ampliação. Isso os torna particularmente sensíveis aos efeitos colaterais das medicações, em especial os antidepressivos. São necessários a paciência, o esclarecimento e a perseverança, para que suas dúvidas sejam superadas e a adesão ao tratamento ocorra, demonstrando a importância do vínculo terapêutico.

Além da medicação, três tipos de abordagem psicossociais se destacam como efetivas para esses pacientes.

2. Técnicas de relaxamento/exercício físico

O relaxamento permite uma redução da ansiedade, extremamente frequente nesses pacientes. Essa redução se volta para a diminuição dos sintomas físicos relacionados a estresse, como dores cervicais e lombares, cefaleias e dor torácica. Essas técnicas não necessitam de profissionais especializados em saúde mental e trazem bem-estar imediato aos pacientes, incluindo caminhada, ginástica e alongamento. Algum treinamento simples em algumas técnicas de relaxamento, no entanto, pode ser necessário.

3. Intervenções terapêuticas de cunho psicológico

Não cabe aos profissionais não especialistas em saúde mental assumirem o tratamento psicoterápico de seus pacientes (essa é uma atuação específica dos profissionais especializados), mas é importante que ofereçam apoio que permita a esses pacientes superarem os diversos problemas psicossociais que se associam às queixas médicas inexplicáveis.

Nesse ponto, a utilização da técnica de resolução de problemas tem se revelado extremamente útil no manejo desses pacientes.[34,35] A técnica de resolução de problemas se caracteriza por permitir ao paciente, com o apoio do médico, um espaço de avaliação de seus problemas e de construções de formas alternativas de lidar com eles. Ao profissional, não cabe dar soluções ao paciente. Ao contrário, permitindo-se abandonar essa dolorosa posição de ter que resolver os problemas psicossociais de seus pacientes, o médico de família depara-se com um novo papel, podendo servir de apoio para que seus pacientes reflitam e repensem suas vidas, relações e formas de lidar com os seus problemas, ampliando seus horizontes e construindo novas perspectivas terapêuticas.

4. Grupos

De modo semelhante, espaços de tratamento privilegiado, que podem ser criados na atenção primária, são os grupos terapêuticos. Algumas das técnicas que têm sido utilizadas na atenção primária são a terapia comunitária,[36] os grupos de convivência e as terapias breves, baseadas nas abordagens cognitiva-comportamental ou comportamental, o que inclui a técnica de resolução de problemas. Araya et al.[37] desenvolveram no Chile uma intervenção grupal breve (nove sessões) para pacientes com TMC, a maioria com queixas somáticas, que se mostrou bastante eficaz. É uma intervenção específica para a atenção primária, podendo ser realizada por médicos e enfermeiras das ESF.

Condutas para pacientes somatizadores crônicos

Os pacientes crônicos representam parte bastante reduzida dos pacientes com queixas médicas inexplicáveis, mas são fontes de estresse e frustração. Eles geralmente apresentam síndromes funcionais associadas, e seu prognóstico é mais reservado, pois são pacientes aderidos ao papel de doentes, frequentemente apresentando ganhos secundários com a doença e sendo resistentes a trabalharem seus conflitos pessoais. Também nessas situações, a abordagem inicialmente descrita neste capítulo deve ser mantida, pois aqui é igualmente necessário que o paciente realize algum tipo de percepção sobre a conexão entre seu sofrimento físico e seus problemas emocionais.

Nesses casos, também se indica atendimento especializado em saúde mental, já que as intervenções psicoterápicas apropriadas, sejam elas individuais ou em grupo, têm duração de mais longo prazo. É importante ter em conta que os processos de mudanças nesses pacientes são vagarosos, a resistência a abordar seus problemas emocionais é grande, e a reação negativa que costumam suscitar em seus cuidadores é bastante frequente, trazendo sentimentos desagradáveis de rejeição e irritação, causados pela recusa do paciente em aceitar a relação dos sintomas com problemas psicossociais. Fica implícito que há algo que o médico não consegue descobrir, provocando uma incômoda sensação de impotência no profissional.

Nessas circunstâncias, acima de tudo, é importante que a equipe evite realizar as disputas nas quais tenta convencer os pacientes de algo que eles não querem ou simplesmente não conseguem ser convencidos. O processo de ressignificar os sintomas é difícil e tem que ser construído passo a passo. A referência prematura ou o excesso de exames reforçam um ciclo que pode cronificar esses mesmos tipos de queixas, aumentando os gastos do sistema de saúde. Outro problema relevante, que acontece em todos os tipos e quadros de sintomas físicos inexplicáveis, é o uso inadequado de medicação, em especial os benzodiazepínicos. Esses medicamentos não são efetivos em resolver os problemas psicossociais que necessitam que intervenções psicossociais de apoio sejam desenvolvidas para o cuidado desses pacientes.

Em princípio, devem-se atender esses pacientes com regularidade. Durante os atendimentos, é importante realizar sempre um exame físico e acompanhar o estado de saúde do paciente. Isso serve tanto para reassegurar o paciente quanto para evitar que se deixem passar quadros físicos eventuais. Também se deve buscar constantemente a associação dos sintomas com os problemas psicossociais e apoiar o tratamento na saúde mental que a pessoa deverá estar realizando. A manutenção do tratamento com o médico clínico aumenta a adesão ao tratamento na saúde mental. É importante evitar exames desnecessários e encaminhamentos a especialistas. Fazer isso quando não há indicação reforça a convicção do paciente de que há algo errado e, ao contrário do que se espera, não o tranquiliza, mas apenas reforça mais ainda sua certeza de que algo está errado com ele fisicamente. Também é muito positivo que se mantenha um canal de comunicação e atualização sobre o tratamento do paciente no serviço de saúde mental. Discussões interdisciplinares sobre esses casos com as equipes de saúde mental devem determinar quais são os papéis dos agentes terapêuticos envolvidos.

É recomendável usar técnicas que mantenham a comunicação médico-paciente eficiente, como esclarecer, na consulta, quais são as áreas na qual você e o paciente concordam/discordam, elaborando uma agenda consensual; reforçar sempre com o paciente as associações entre queixas físicas e sofrimento psíquico; e fornecer um modelo claro e abrangente ao paciente sobre seus sofrimentos.

Outra meta importante é não esperar por uma cura. O objetivo nesses quadros não é a eliminação do sintoma, e sim possibilitar ao paciente conviver com seus sofrimentos de uma maneira equilibrada, assim como se costuma pensar no tratamento de outras moléstias clínicas crônicas.

CONCLUSÃO

Os processos por meio dos quais o sofrimento emocional se manifesta com sintomas físicos sem substrato anatomopatológico e o cuidado a esses pacientes são ainda importantes desafios para a Medicina. Os pacientes somatizadores persistem como difíceis de serem compreendidos e cuidados. Na verdade, o cuidado integral que necessitam é o grande desafio, pois requer a superação dos modelos cartesianos de compreensão dos processos de saúde e doença, e a estruturação de um cuidado centrado no paciente, na sua história, seus problemas, seu sofrimento e dificuldades pessoais. Nele, a Medicina centrada na pessoa, e não na doença, representa a única possibilidade de construção de alternativa terapêutica para superação de processos de adoecimento, que se tornam extremamente incapacitantes, se não cuidados adequadamente.

REFERÊNCIAS

1. Fortes S, Tófoli LF, Chazan LF, Ballester DA. Queixas somáticas sem explicação médica. In: Duncan BB, Schimidt MI, Giugliani ERJ, Duncan MS, Giugliani C (org.). Medicina ambulatorial: condutas de atenção primária baseadas em evidências. 4. ed. Porto Alegre: Artmed; 2013. p. 1139-47.

2. Tófoli LF, Gonçalves DA, Fortes S. Somatização e sintomas sem explicação médica In: Gusso G, Lopes JM. Tratado de Medicina de Família e Comunidade. Porto Alegre: Artmed/SBMFC; 2012. v. 2. p. 1897-905.

3. Tófoli LF, Fortes S, Gonçalves DA, Chazan LF, Ballester DA. Somatização e sintomas físicos inexplicáveis para o médico de família e comunidade. PROMEF - Programa de Atualização, v. 2, p. 9-56, 2007.

4. Tófoli LF, Fortes S, Brasil MA, Botega NJ. Somatização. In: Botega NJ (org.). Prática psiquiátrica no hospital geral: interconsulta e emergência. 4.ed. Porto Alegre: Artmed; 2005, p.281-95.

5. Tófoli LF. Somatização. In: Benseñor IM, Tibério IC, Bernik M, Marcuz F, Dórea EL, Lotufo PA (org.). Medicina em ambulatório. São Paulo: Sarvier; 2006.

6. Tófoli LF. Transtornos somatoformes, síndromes funcionais e sintomas físicos sem explicação médica. In: Lopes AC, Amato Neto V (org.). Tratado de clínica médica. São Paulo: Roca; 2006. v. 2. p. 2504-12.

7. Kirmayer LJ, Robbins JM (eds.). Currents concepts of somatization: research and clinical perspective. Washington, DC: American Psichiatric Press; 1991.

8. Tófoli LF, Andrade LH, Fortes S. Somatização na América Latina: uma revisão sobre a classificação de transtornos somatoformes, síndromes funcionais e sintomas sem explicação médica. Rev Bras Psiquiatr. 2011;33(Suppl.1):S59-69.

9. Lipowski Z. Somatization: the concept and its clinical application. Am J Psychiatry 1998;145(11):1358-68.

10. Kroenke K, Spitzer RL, Williams JB, Linzer M, Hahn SR, deGruy FV 3rd, et al. Physical symptoms in primary care. Predictors of psychiatric disorders and functional impairment. Arch Fam Med. 1994;3(9):774-9.

11. Correia CR. Uso de antidepressivos e benzodiazepínicos em mulheres atendidas em unidades de saúde da família e sua dimensão psicossocial. [dissertação de mestrado em Epidemiologia]. Rio de Janeiro: IMS/UERJ; 2013.

12. Lima MC, Menezes PR, Carandina L, Cesar CL, Barros MB, Goldbaum M. Transtornos mentais comuns e uso de psicofármacos: impacto das condições socioeconômicas. Rev Saúde Pública. 2008;42(4):717-23.

13. Viana MC, Andrade LH. Prevalência em toda a vida, distribuição por idade e sexo e idade de início de transtornos psiquiátricos na área metropolitana de São Paulo, Brasil: Resultados do Estudo Epidemiológico de Transtornos Mentais São Paulo Megacity. Rev Bras Psiquiatr. 2012;34(3):249-60.

14. Valla VV. Globalização e saúde no Brasil: a busca da sobrevivência pelas classes populares via questão religiosa. In: Vasconcelos EM (org.). A saúde nas palavras e nos gestos. São Paulo: Hucitec; 2001. p. 39-62.

15. Fonseca ML, Guimarães MB, Vasconcelos EM. Sofrimento difuso e transtornos mentais comuns: uma revisão bibliográfica. Rev APS. 2008;11(3):285-94.

16. Fortes S, Villano LA, Lopes CS. Perfil nosológico e prevalência de transtornos mentais comuns em pacientes atendidos em unidades do Programa de Saúde da Família (PSF) em Petrópolis, Rio de Janeiro. Rev Bras Psiquiatr. 2008;30(1):32-7.

17. Gonçalves DA, Fortes S, Tófoli LF, Campos MR, Mari JJ. Determinants of common mental disorders detection by general practitioners in primary health care in Brazil. Int J Psychiatry Med. 2011;41(1):3-13.

18. Ring A, Dowrick C, Humphris G, Salmon P. Do patients with unexplained physical symptoms pressurise general practitioners for somatic treatment? A qualitative study. BMJ. 2004;328(7447):1057.

19. Ring A, Dowrick CF, Humphris GM, Davies J, Salmon P. What do general practice patients want when they present medically unexplained symptoms, and why do their doctors feel pressurized? J Psychosom Res. 2005;59(4):255-60.

20. Salmon P, Ring A, Dowrick CF, Humphris GM. The somatising effect of clinical consultation: what patients and doctors say and do not say when patients present medically unexplained physical symptoms. Soc Sci Med. 2005;61(7):1505-15.

21. Organização Mundial da Saúde (OMS). Classificação de transtornos mentais e de comportamento da CID-10: Critérios Diagnósticos para Pesquisa. Porto Alegre: Artes Médicas; 1998.

22. Sharpe M, Carson A. Unexplained Somatic Symptoms, Functional Syndromes and Somatization: Do We Need a Paradigm Shift? Annals Internal Medicine. 2001;134(9):926-30.

23. Brasil MA, Appolinário JC, Fortes S. Functional somatic syndromes: many names for the same thing? In: Maj M, Akiskal HS, Mezzich JE, Okasha A. Somatoform Disorders. Evidence and Experience in Psychiatry. v. 9. West Sussex: John Wiley & Sons; 2005. p. 319-21.

24. Mayou R, Kirmayer LJ, Simon G, Kroenke K, Sharpe M. Somatoform disorders: time for a new approach in DSM-V. Am J Psychiatry. 2005;162(5):847-55.

25. Tofoli LF. Investigação categorial e dimensional sobre sintomas fisicos e sindromes somatoformes na população geral. [tese de doutorado]. São Paulo: Faculdade de Medicina da USP; 2004.

26. Okifuji A, Turk DC. Fibromyalgia syndrome: prevalent and perplexing. pain-clinical updates. Pain 2003;XI:3 [acesso em 15 ago 2017]. Disponível em: https://www.iasp-pain.org/files/Content/ContentFolders/Publications2/PainClinicalUpdates/Archives/PCU03-3_1390264982615_37.pdf.

27. Budtz-Lilly A, Schröder A, Rask MT, Fink P, Vestergaard M, Rosendal M. Bodily distress syndrome: A new diagnosis for functional disorders in primary care? BMC Family Practice. 2015;16:180.

28. Budtz-Lilly A, Vestergaard M, Fink P, Carlsen AH, Rosendal M. Patient characteristics and frequency of bodily distress syndrome in primary care: a cross-sectional study. Br J Gen Pract. 2015;65(638):e617-23.

29. Toft TS, Fink P, Oernboel E, Sen KJ, Frostholm L, Olesen F. Mental disorders in primary care: prevalence and co-morbidity among disorders. Results from the Functional Illness in Primary care (FIP) study. Psychol Med. 2005;35(8):1175-84.

30. American Psychiatric Association (APA). DSM-5: manual diagnóstico e estatístico de transtornos mentais. 5. ed. Porto Alegre: Artmed; 2014.

31. Simon G, vonkorff M, Piccinelli M, Fullerton C, Ormel J. An International Study of the Relation between Somatic Symptoms and Depression. N Engl J Med. 1999;341(18):1329-35.

32. Goldberg D, Gask L, Sartorius N. A general introduction to training physicians in mental health skills. In: Goldberg D, Gask L, Sartorius N. WPA Teaching Material. Genebra: WPA – World Psychiatry Association; 2001.

33. Helman C. Cultura, saúde e doença. 2. ed. Porto Alegre: Artmed; 2005.

34. Mynors-Wallis L, Gath D. Brief Psychological treatments. International Review of Psychiatry. 1994;4:301-6.

35. Garcia-Campayo J, Claraco Vega LM, Tazon P, Aseguinolaza L. Terapia de resolución de problemas. Psicoterapia de elección en atención primaria. Aten Primaria. 1999;24(10):594-601.

36. Barreto AP. Terapia comunitária passo a passo. Fortaleza: Gráfica LCR; 2005.

37. Araya R, Rojas G, Fritsch R, Gaete J, Rojas M, Simon G, et al. Treating depression in primary care in low-income women in Santiago, Chile. Lancet. 2003;361(9362):995-1000.

20. Salmon P, Ring A, Dowrick CF, Humphris GM. The somatising effect of clinical consultation: what patients and doctors say and do not say when patients present medically unexplained physical symptoms. Soc Sci Med. 2005;61(7):1505-15.

21. Organização Mundial de Saúde (OMS). Classificação de transtornos mentais e de comportamento da CID-10. Critérios Diagnósticos para Pesquisas. Porto Alegre: Artes Médicas; 1998.

22. Sharpe M, Carson A. Unexplained Somatic Symptoms, Functional Syndromes and Somatization: Do We Need a Paradigm Shift? Annals Internal Medicine. 2001;13(9):926-30.

23. Rifkin MA, Appolinário JC, Fortes S. Functional somatic syndromes: many names for the
same thing? In: Maj M, Akiskal HS, Mezzich JE, Okasha A. Somatoform Disorders. Evidence and Experience in Psychiatry v. 9. West Sussex: John Wiley & Sons; 2005. p. 315-21.

24. Mayou R, Kirmayer LJ, Simon G, Kroenke K, Sharpe M. Somatoform disorders: time for a
new approach in DSM-V. Am J Psychiatry. 2005;162(5):847-55.

25. Tófoli LF. Investigação transcultural e a mensuração sobre sintomas físicos e síndromes somatoformes na população geral. [tese de doutorado]. São Paulo: Faculdade de Medicina da USP; 2004.

26. Quartilho A, Fink DC Fibromyalgia syndrome: prevalence and psychiatric co-morbidity. Updates Pain. 2003;XB3 [acesso em 15 ago 2017]. Disponível em: https://www.iasp-pain.
org/files/Content/ContentFolders/Publications2/PainClinicalUpdates/Archives/PCU03-
3_1390242822.15_27.pdf.

27. Budtz-Lilly A, Schröder A, Rask MT, Fink P, Vestergaard M, Rosendal M. Bodily distress
syndrome: A new diagnosis for functional disorders in primary care? BMC Family Practice. 2015;16:180.

28. Budtz-Lilly A, Vestergaard M, Fink P, Carlsen AH, Rosendal M. Patient characteristics and
frequency of bodily distress syndrome in primary care: a cross-sectional study. Br J Gen
Pract. 2015;65(638):e617-23.

29. Toft T S, Fink P, Oernboel E, Søn K J, Frostholm L, Olesen F. Mental disorders in primary
care: prevalence and co-morbidity among disorders. Results from the Functional Illness in
Primary care (FIP) study. Psychol Med. 2005;35(8):1175-84.

CAPÍTULO 5

Transtornos Mentais nos Idosos

Sergio Luís Blay

INTRODUÇÃO

O crescimento da população idosa vem ocorrendo não só em países industrializados, mas, sobretudo, naqueles em desenvolvimento. Em decorrência desse crescimento, devemos estar familiarizados com as ocorrências psiquiátricas mais comuns nesse grupo etário. O propósito deste capítulo é trazer informações sobre os transtornos demenciais, depressivos e ansiosos com a finalidade de possibilitar o diagnóstico e o tratamento apropriados.

TRANSTORNOS DEMENCIAIS

Epidemiologia

De acordo com o relatório da Organização Mundial da Saúde (OMS), a demência é uma importante condição médica, que explica cerca de 11,2% dos anos vividos com incapacidade em pessoas com 60 anos ou mais de idade. Em 2005, foi realizado um estudo multicêntrico pesquisando, em todo o mundo, a prevalência de demência. Estimou-se que existiam 24,3 milhões de pessoas com demência no mundo em 2001, e foi previsto que esse número subiria para 42,3 milhões, em 2020, e para 81,1 milhões, em 2040. Os países latino-americanos tinham a metade das pessoas com demência (1,8 milhão) quando comparados com a América do Norte (3,4 milhões), mas, em 2040, os números serão muito semelhantes (9,1 milhões e 9,2 milhões, respectivamente).[1] Os tipos mais frequentes de demência são doença de Alzheimer, demência vascular, demência com corpos de Lewy e demência frontotemporal.

Diagnóstico

De acordo com a classificação dos transtornos mentais e de comportamento da Classificação Estatística Internacional de Doenças e Problemas Relacionados com a Saúde (CID-10), da OMS, a demência é uma síndrome em razão de uma doença cerebral, usualmente de natureza crônica ou progressiva, na qual há comprometimento de numerosas funções corticais superiores, como memória, pensamento, orientação, compreensão, cálculo, capacidade de aprendizagem, linguagem e julgamento. A síndrome não se acompanha de uma obnubilação da consciência. O comprometimento das funções cognitivas se acompanha de deterioração do controle emocional, do comportamento social ou da motivação. A síndrome ocorre na doença de Alzheimer, em doenças cerebrovasculares e em outras afecções que atingem primaria ou secundariamente o cérebro.

A doença de Alzheimer é a causa mais frequente de demência nas sociedades ocidentais, afetando cerca de 5 milhões de pessoas nos Estados Unidos e 17 milhões no mundo. Sua incidência anual de novos casos inicia-se a partir de 1% entre os 60 e 70 anos de idade, e aumenta para 6 a 8% na idade de 85 anos ou mais de idade. Nos países em que a sobrevivência até a idade de 80 anos ou mais não é incomum, a proporção de pessoas nessa faixa etária com a doença de Alzheimer atualmente se aproxima de 30% e deve continuar a aumentar substancialmente. O início da doença é insidioso, e as manifestações evoluem ao longo de um período de anos, a partir da memória levemente prejudicada à perda cognitiva grave. Um estado de transição, referido como transtorno cognitivo leve, muitas vezes precede as primeiras manifestações da doença de Alzheimer. O curso da doença de Alzheimer é progressivo e inevitavelmente termina em incapacidade mental e funcional e morte.[2] Os principais diagnósticos diferenciais são: *delirium*, deficiência de vitamina B12, depressão, hipotireoidismo, demência com corpos de Lewy e demência vascular.

Tratamento da doença de Alzheimer

Atualmente, o tratamento farmacológico da doença de Alzheimer busca restaurar, ainda que parcial ou provisoriamente, as capacidades cognitivas, as habilidades funcionais e o comportamento dos pacientes portadores de demência por meio do uso de medicações que inibem a colinesterase, provocando aumento da disponibilidade sináptica de acetilcolina (donepezila, galantamina e rivastigmina). Essas substâncias modificam e atenuam um conjunto de sintomas associados à demência e não abortam a evolução da doença propriamente dita. Estão indicados preferencialmente para os declínios cognitivos leves e moderados. A resposta terapêutica a tais produtos é dose-dependente. Os melhores desfechos aparecem com as dosagens mais altas: donepezila, 5 a 10 mg; rivastigmina, 6 a 12 mg (via oral) e *patch* de 5,10 e 15 cm (para aplicação transdérmica); galantamina, 8 a 24 mg. As doses de manutenção devem ser alcançadas progressivamente em torno de quatro a doze semanas. Os efeitos mais comuns desses medicamentos são náusea, vômito, diarreia, vertigem, cefaleia, dor abdominal e anorexia. A memantina, que atua na transmissão glutarminérgica, permitindo ativação dos processos de formação da memória e ação neuroprotetora, pode ser usada de maneira isolada ou em conjunto com os anticolinesterásicos na fase moderada e grave da doença. As doses usuais são de 10 a 20 mg por dia.

As manifestações não cognitivas da demência, como depressão, psicose, agitação psicomotora, agressividade e distúrbio do sono,[3] devem ser tratadas procurando o alívio sintomático dessas queixas.

Outras demências

Nos países ocidentais, a demência vascular é a segunda causa mais comum de demência, depois da doença de Alzheimer. Até a década de 1950, todo quadro demencial em idosos era geralmente rotulado demência arteriosclerótica, um nome introduzido por Binswanger, no final do século XIX, para definir uma condição de declínio cognitivo causado por uma baixa perfusão cerebral crônica e difusa, secundária à aterosclerose dos vasos cerebrais. Somente em 1974, o neurologista Vladimir Hachinski criticou esse termo por sua imprecisão e cunhou o nome "demência multi-infarto", em que o desenvolvimento de declínio cognitivo necessita de uma acumulação de microinfartos cerebrais, com comprometimento preferencialmente da região cortical.[4] Posteriormente, foram reconhecidos défices cognitivos provocados por pequenos vasos, com lesões vasculares nos gânglios basais, mesencéfalo e da matéria branca cerebral difusa, que resultaram na identificação de um subtipo de demência, conhecido como "demência vascular subcortical". A demência vascular, portanto, pode ser resultante de inúmeras lesões, como multi-infartos, demência por único infarto cerebral e demência por hipóxia ou encefalopatia hemorrágica.[4] Os principais diagnósticos diferenciais são doença de Alzheimer, demência frontotemporal, demência com corpos de Lewy e transtornos do humor. O tratamento busca, além da prevenção e da interrupção do processo (pelo controle de fatores de risco, como *diabetes mellitus*, hipertensão arterial, dislipidemia e arritmia), a melhora sintomática, cognitiva e comportamental. O uso dos inibidores de colinesterase ou a memantina nessas condições é motivo de controvérsias.[3]

A demência com corpos de Lewy é clinicamente caracterizada por demência progressiva, que frequentemente é acompanhada de parkinsonismo e sintomas psiquiátricos, sendo histopatologicamente caracterizada pela ocorrência de corpos de Lewy em regiões corticais, como áreas subcorticais do encéfalo. Os sintomas psiquiátricos de demência com corpos de Lewy são principalmente alucinações visuais recorrentes, declínio cognitivo progressivo, flutuação no estado cognitivo e sinais parkinsonianos.[5] Com relação ao diagnóstico diferencial, devemos pensar em síndrome demencial em pacientes com doença de Parkinson, doença de Alzheimer, demência vascular, demência frontotemporal e *delirium*. Os pacientes com demência com corpos de Lewy apresentam melhor resposta ao tratamento com uso dos inibidores da acetilcolinesterase do que pacientes portadores de doença de Alzheimer, por aquela estar associada a uma maior deficiência colinérgica. O uso de medicamentos neurolépticos típicos pode trazer complicações graves, como manifestações extrapiramidais, aumentando significativamente a morbimortalidade desses pacientes.[3]

A demência frontotemporal é uma síndrome clínica e patológica heterogênea, caracterizada pelo declínio progressivo no comportamento ou na linguagem associado à degeneração dos lobos frontal e temporal anterior. Embora, em 1892, Arnold Pick já descrevia esses casos, só recentemente foi considerada uma das principais causas de demência, particularmente em pacientes com menos de 65 anos. Três diferentes variantes clínicas de demência frontotemporal foram descritas: (a) demência frontotemporal (variante comportamento), caracterizada por mudanças no comportamento e personalidade, em associação com frontal predominante degeneração cortical; (b) demência semântica, que é uma síndrome de progressiva perda de conhecimento sobre as palavras e objetos, associada com perda neuronal temporal anterior; e (c) afasia progressiva não fluente, caracterizada pela progressiva perda de linguagem, com redução progressiva da fluência verbal, discurso com erros fonológicos e sintáticos, e anomia, evoluindo para mutismo.[6] O diagnóstico diferencial é feito com doença de Alzheimer, demência vascular, demência com corpos de Lewy, neurossífilis, doença de Creutzfeldt-Jakob, doenças de gânglio da base, demências associadas à neoplasia ou traumatismo craniano, psicoses tardias, esquizofrenia e transtornos do humor. Com relação ao tratamento, diferentemente da doença de Alzheimer, na demência frontotemporal não existe uma patologia colinérgica evidente, mas um défice na atividade serotoninérgica. Estudos demonstram que o uso de substâncias que aumentam a transmissão serotoninérgica, como os inibidores seletivos de serotonina, produz melhora no controle sintomático da doença.[6]

TRANSTORNOS DEPRESSIVOS

Epidemiologia

O transtorno depressivo é um problema de saúde relevante. De acordo com o *Global Burden of Disease Study 2010*, a depressão é a principal causa de incapacitação na sociedade moderna.

Nos idosos, o transtorno depressivo causa grande impacto na saúde por sua alta prevalência e associação com o aumento da incapacidade funcional,[7] da mortalidade[8] e da maior utilização dos serviços de saúde.[9]

O diagnóstico da depressão no idoso é muito difícil por conta da heterogeneidade dos quadros, além da maioria deles não preencherem completamente os critérios diagnósticos do *Manual Diagnóstico e Estatístico de Transtornos Mentais* (DSM-5). Evidências demonstram que a depressão no idoso é subdiagnosticada no atendimento primário, que identifica somente 50%[10] dos casos e oferece tratamento breve, com pouco tempo de seguimento.[9] Em 50% dos casos, as prescrições de antidepressivos são em dosagens subterapêuticas e observa-se uso exagerado e inapropriado de benzodiazepínicos nessa população.[11]

A variabilidade das taxas de prevalência de depressão nos estudos epidemiológicos tem sido notada, sobretudo pelas diferentes metodologias empregadas. Porém, as taxas de prevalência variam entre 1 e 2% para os quadros mais graves, chegando a 27% para os casos subsindrômicos. Ainda, é consistente, entre os estudos, a maior prevalência do quadro no sexo feminino na proporção de dois para um, em relação ao masculino.

Diagnóstico e quadro clínico

Em geral, o diagnóstico dos transtornos de humor é predominantemente clínico, não existindo exames laboratoriais ou de imagem que possam fornecê-lo. Uma entrevista clínica, coletando os antecedentes pessoais e familiares, é fundamental para o sucesso diagnóstico. Exames complementares devem ser utilizados apenas com a finalidade de excluir doenças orgânicas, que possam simular uma depressão e/ou interferir no prognóstico.

Os critérios diagnósticos para o transtorno depressivo, segundo o DSM-5, estão listados no Quadro 5.1. Devem estar presentes no mínimo cinco sintomas do Quadro 5.1, incluindo pelo menos dois sintomas principais por um período de pelo menos duas semanas.

Quadro 5.1 – Critérios diagnósticos para o transtorno depressivo segundo o *Manual Diagnóstico e Estatístico de Transtornos Mentais* (DSM-5)

Sintomas principais	Humor deprimido
	Perda do interesse ou prazer nas atividades usuais
Outros sintomas	Redução da energia e aumento da fadiga
	Redução da confiança ou da autoestima
	Sentimento de culpa excessiva
	Pensamentos recorrentes de morte, ideias ou comportamentos suicidas
	Diminuição da concentração
	Alterações na atividade psicomotora
	Alterações no sono
	Alteração do peso com modificações no peso

Fonte: DSM-5, 2013.[12]

No entanto, evidências epidemiológicas demonstram que a depressão nos idosos pode apresentar algumas características específicas. Geralmente é acompanhada de outros sintomas, como queixas cognitivas, somáticas, hipocondria, sentimentos de inutilidade, irritabilidade, pensamentos autodepreciativos/paranoides e ideias recorrentes de suicídio. Além disso, somente um quarto dos sujeitos que apresentam sintomas depressivos tem quadros que preenchem os critérios diagnósticos do DSM-5. A maioria desses quadros subsindrômicos, ou oligossintomáticos, caracteriza-se por ser o quadro mais comum nos idosos, estar associada aos mesmos fatores de risco que os quadros de depressão maior, estar frequentemente associada a doenças clínicas e ter como principais sintomas a falta de motivação, a piora da concentração e da cognição.

Alexopoulos et al., em 1997[13] cunharam o termo "depressão vascular" para identificar o transtorno depressivo associado aos problemas circulatórios. Nesses casos, o quadro clínico tem algumas peculiaridades, como início tardio (> 60 anos), poucas ideias depressivas, redução da crítica, apatia, retardo psicomotor, disfunções cognitivas e evidências neurológica e nos exames de imagem de isquemia cerebral em áreas subcorticais ou de substância branca.

Etiologia

Alguns fatores individuais e eventos de vidas ocorridos nos idosos podem desencadear episódios depressivos nessa população.

Fatores de risco e predisponentes

A suscetibilidade genética tem menor importância nos transtornos depressivos que têm início tardio (> 60 anos), quando comparada aos quadros com início na juventude. Com relação aos fatores demográficos, as mulheres e os idosos separados ou viúvos apresentam maior chance de desenvolver a doença do que os homens e os idosos casados. Episódios depressivos prévios também são importantes fatores de risco para depressão no idoso, bem como as reduções dos neurotransmissores e as modificações neuroendócrinas, que ocorrem com envelhecimento.

Os fatores ambientais estão intimamente associados aos quadros depressivos, bem como as comorbidades com doenças clínicas, como diabetes, cardiopatias, artrose, fraturas, alterações vasculares, hipertensão, entre outras. A Tabela 5.1 ilustra os principais eventos de vida conhecidos nesse grupo etário.

Tabela 5.1 - Principais eventos de vida e estressores sociais

Eventos de vida	Estressores crônicos
• Viuvez • Separação • Doença física aguda • Doença médica em pessoas próximas • Solidão repentina ou mudar para um asilo • Crise financeira • Problemas com familiares e amigos • Perda de pessoas queridas (inclusive animais de estimação)	• Declínio da saúde e da mobilidade • Perda da audição ou da visão • Problemas em casa • Problemas afetando membros da família • Declínio socioeconômico • Dificuldades no casamento • Problemas no trabalho ou aposentadoria • Ser cuidador de alguém da família • Isolamento social

Fonte: Baldwin et al., 2002.[14]

Tratamento

O tratamento do transtorno depressivo envolve uma abordagem multiprofissional com acompanhamento físico, psicológico e social. Ele tem como objetivo a remissão dos sintomas, uma vez que sintomas residuais aumentam o risco de cronicidade do quadro; a redução do riscos de tentativas de suicídio; e prevenir recaídas ou recorrências.

O objetivo do tratamento depende da fase da doença na qual o paciente se encontra: Na fase aguda, é a remissão dos sintomas; na fase de continuação, é prevenir o retorno do episódio; na fase de manutenção, é prevenir a recorrência de novos episódios.

As principais abordagens terapêuticas são a psicoterapia, a farmacoterapia, a eletroconvulsoterapia (ECT), psicoeducação e a terapia familiar.

Psicoterapias

A psicoterapia cognitivo-comportamental é a abordagem mais utilizada dentre as diversas técnicas de psicoterapia. No entanto, outras técnicas também podem ser usadas, como aconselhamento, psicoterapia interpessoal, resolução de problemas, mudanças do ambiente, entre outras.

Farmacoterapia

Os inibidores seletivos de recaptação de serotonina (ISRS) são medicações de primeira linha para o tratamento do transtorno depressivo nos idosos. Os antidepressivos duais noradrenérgicos e serotoninérgicos (inibidores seletivos da recaptação da serotonina e da noradrenalina – ISRSN) e as moléculas com diversos outros mecanismos de ação são eficazes e também empregados como escolhas de primeira linha. Na Tabela 5.2 estão listados os principais antidepressivos e seu modo de utilização. O uso dos tricíclicos tem se reduzido drasticamente nos últimos anos, pelo risco da cardiotoxicidade e outros sintomas anticolinérgicos. O tempo de uso dos antidepressivos não se deve restringir ao desaparecimento dos sintomas, que ocorre entre seis e doze semanas, mas por um período mínimo de um a dois anos. Em casos em que as recorrências são frequentes, deve-se considerar o uso da medicação por períodos mais longos.

Eletroconvulsoterapia

A ECT continua sendo a forma mais eficaz no tratamento da depressão e é utilizada nos quadros moderados a graves, com importante ideação suicida e quando os antidepressivos falham. Evidências sugerem que o ECT é mais eficaz nos idosos do que nos adultos jovens, e que tem como vantagem um menor risco de efeitos colaterais.[16]

Psicoeducação

Consiste no fornecimento de informações sobre o quadro para os pacientes e seus familiares, a fim de melhorar sua adesão terapêutica e aumentar a eficácia do tratamento.[17]

Terapia familiar

Tem como objetivo fornecer informações e lidar com os conflitos que emergem nesses quadros.

Tabela 5.2 – Dosagens, meia-vida e perfil dos efeitos colaterais dos principais antidepressivos

Medicação	Dose inicial	Dosagem média diária (mg)	Meia--vida (hora)	Principais efeitos colaterais
ISRS				
Fluoxetina	5	10-40	70-80	Ansiedade, náusea, vômito, boca seca, diarreia, cefaleia, agitação, disfunção sexual e acatisia
Sertralina	12,5	50-200	25-30	Ansiedade, náusea, vômito, boca seca, diarreia, cefaleia, agitação e disfunção sexual
Citalopram	10	10-20	40-50	Ansiedade, náusea, vômito, boca seca, diarreia, cefaleia, agitação, disfunção sexual e acatisia
Escitalopram	2,5	5-20	40-50	Ansiedade, náusea, vômito, boca seca, diarreia, cefaleia, agitação e disfunção sexual
Paroxetina	10	20-50	10-20	Boca seca, tontura, sonolência, fadiga, ganho de peso e disfunção sexual
Fluvoxamina	50	100-200	17-22	Náusea, vômito, boca seca, cefaleia, agitação e sonolência
ISRSN				
Venlafaxina XR	37,5	75-150	5-9	Náusea, agitação, insônia, disfunção sexual e cefaleia
Duloxetina	20	20-60	8-17	Ansiedade, náusea, vômito, sonolência, diarreia, cefaleia e agitação
Desvenlafaxina	25	50-100	20	Ansiedade, náusea, vômito, boca seca, diarreia, cefaleia e disfunção sexual
Outros antidepressivos				
Mirtazapina	15	15-45	20-40	Sedação, aumento do apetite e ganho de peso
Bupropiona XL	75	10-150	15	Agitação, náusea, insônia e convulsões
Trazodona ER	25	100-300	20	Sonolência, sedação e náusea
Agomelatina	25	25-50	20	Vertigem, náusea, sonolência, diarreia e enxaqueca
Vortioxetina	5	10-20	60	Náusea, diarreia, constipação e tontura
Tricíclicos				
Nortriptilina	10	10-125	18-56	Sonolência, prisão de ventre, visão turva e retenção urinária

ISRS: inibidores seletivos da recaptação da serotonina; ISRNS: inibidores seletivos da recaptação da serotonina e da noradrenalina
Fonte: Kok e Reynolds, 2017.[15]

TRANSTORNOS ANSIOSOS

Conceito

A ansiedade normal tem função de proteção e preservação, atuando como um sistema de alerta para eventos nocivos ou perigo iminente. Nas situações em que os sintomas de ansiedade tornam-se excessivos ou injustificados, considera-se a ansiedade como patológica.

Os transtornos de ansiedade envolvem a presença de uma constelação de sintomas cognitivos (por exemplo: medo e preocupação), comportamentais (inquietude e rituais de arrumação) e físicos (palpitação e sudorese), podendo estar relacionados com acontecimentos do dia a dia ou com fatos específicos, ter aparecimento diário ou episódico, ter início espontâneo ou ser desencadeado por eventos de vida externos.[18] Segundo a mais recente classificação diagnóstica do DSM-5, os transtornos ansiosos abordados neste texto são o transtorno de ansiedade generalizada, a fobia específica, a fobia social e o transtorno do pânico.

Epidemiologia

A avaliação da frequência dos transtornos ansiosos em idosos é cercada por inúmeras questões metodológicas, que agregam discrepâncias aos resultados descritos na literatura. O uso de amostras de diversas procedências (comunidade, conveniência etc.), o uso de diferentes instrumentos e critérios nosológicos para o diagnóstico das síndromes ansiosas, a decisão clínica sobre o ponto de corte a ser considerado na definição de ansiedade normal *versus* patológica, o uso de diferentes pontos de corte na definição de idoso, o julgamento clínico na atribuição ou não dos sintomas ansiosos a outras doenças clínicas comuns nessa faixa etária representam alguns desses aspectos metodológicos.[19]

Aspectos relacionados ao processo de envelhecimento também precisam ser considerados. Os idosos podem ter dificuldade em lembrar e identificar sintomas de ansiedade, comprometendo o relato a seus médicos, e, além disso, tanto os idosos quanto os profissionais que os acompanham tendem a considerar sintomas como medo, ansiedade e comportamento de evitação como situações normais do processo de envelhecimento. A literatura sobre transtornos ansiosos em idosos, apesar das dificuldades relatadas, vem sendo conduzida e trazendo importantes contribuições para o entendimento desses transtornos durante o envelhecimento.

Os levantamentos epidemiológicos atuais sobre transtornos de ansiedade sugerem prevalências entre 3,2 e 14,2%, sendo um dos transtornos psiquiátricos mais comuns nessa faixa etária[19] (Tabela 5.3). Considerando a prevalência ao longo da vida para qualquer transtorno de ansiedade, encontramos descritas taxas de 15,3% entre os indivíduos com 60 anos ou mais.[19] Os resultados desse estudo e de outros semelhantes apontam uma maior prevalência de tais transtornos entre adultos jovens comparados aos idosos. Aproximadamente 90% dos indivíduos com transtornos ansiosos desenvolvem a condição antes dos 41 anos e 75% antes dos 21 anos de idade; menos de 1% desenvolve transtornos de ansiedade após os 65 anos.[19]

Classificação e subtipos diagnósticos

No idoso, as comorbidades médicas, a aposentadoria, a dificuldade na marcha, a preocupação com quedas, o tremor e demais alterações funcionais podem influenciar na expressão clínica dos sintomas ansiosos. A seguir, apresentaremos as características de cada transtorno ansioso e as peculiaridades da apresentação nos idosos, segundo a classificação americana DSM-5.

Tabela 5.3 - Prevalência dos transtornos de ansiedade

Sintomas de ansiedade	24,4%
Transtorno de ansiedade generalizada	1,2-7,3%
Fobia específica	3,1-10,2%
Fobia social	0,6-2,3%
Distúrbio do pânico	0,1-1,0%
Todos os transtornos	3,2-14,2%

Fonte: Kessler et al., 2005.[19]

- **Transtorno de ansiedade generalizada:** ansiedade ou preocupação excessiva quase to-dos os dias, por seis meses ou mais. O sujeito tem dificuldade em controlar a apreensão ou preocupação, desencadeada e relacionada com circunstâncias habituais da vida. As preocupações no idoso, quando comparadas ao grupo adulto jovem, tendem a ser mais relacionadas com saúde do que com trabalho.[19]

- **Distúrbio do pânico:** ataques de pânico recorrentes e inesperados; pelo menos um dos ataques seguido de um mês com preocupação persistente com ataques adicionais; preo-cupação com as consequências do ataques (perder o controle, enlouquecer); mudança de comportamento relacionada com os ataques. Subtipos com ou sem agorafobia.

- **Fobia específica:** medo excessivo ou irracional e persistente de um objeto ou situação. As situações e objetos mais comuns são: animais; fenômenos da natureza (tempestades); sangue, injeção, lesão corporal; doença e morte; e situações (avião, elevador, locais fe-chados e altura). Quedas e fenômenos da natureza são as fobias específicas mais comu-mente relatadas entre idosos.

- **Fobia social:** medo persistente de uma ou mais situações sociais. Situações comuns são falar em público, e comer ou escrever na presença dos outros. As situações são acompa-nhadas por ansiedade antecipatória. Entre os idosos, as situações mais frequentemente descritas como causadoras de desconforto são: falar de negócios, encontros informais, fa-lar por tempo prolongado e escrever na presença de outros.[19]

Fatores de vulnerabilidade

Algumas variáveis conferem risco aumentado para o desenvolvimento de transtornos de ansiedade em idosos. Os fatores de risco são: sexo feminino; doença física crônica; ser sol-teiro, divorciado ou separado; níveis mais baixos de escolaridade; saúde subjetiva prejudicada; experiências de vida estressantes; limitações físicas na realização de atividades de vida diária; e neuroticismo.

Diagnóstico e diagnóstico diferencial

O diagnóstico deve ser elaborado com base na avaliação clínica e em exame do estado mental. O diagnóstico diferencial deve ser feito com condições médicas cuja apresentação mime-tize sintomas somáticos da ansiedade, tais como doenças cardiovasculares (angina e arritmias), distúrbios endócrinos (hipertireoidismo e hipoglicemia), doenças pulmonares (embolia pulmonar e doença pulmonar obstrutiva crônica), doenças neurológicas (perturbações de movimento); entre outras. Medicações e abuso/abstinência de substâncias psicoativas também devem ser investigados, já que podem se apresentar na forma de sintomas ansiosos.

Comorbidade

- **Psiquiátrica:** a comorbidade entre ansiedade e depressão é amplamente relatada entre adultos jovens e também é bastante frequente entre idosos. Nos idosos deprimidos vivendo na comunidade, 47 a 50% apresentavam comorbidade com transtornos ansiosos.[20] A comorbidade entre transtorno de ansiedade generalizada e depressão nos idosos está associada com maior cronicidade, menor nível de funcionamento social, pior resposta ao tratamento medicamentoso e maior frequência de pensamentos suicidas.[21,22]

- **Demência e declínio cognitivo:** a associação entre ansiedade e disfunção cognitiva é bidirecional. Indivíduos ansiosos apresentam pior desempenho em testes de avaliação cognitiva, assim como sujeitos com diagnóstico de declínio cognitivo leve apresentam maior probabilidade de serem diagnosticados com transtornos de ansiedade.[21]

- **Doenças clínicas não psiquiátricas:** sintomas cardíacos, respiratórios e vestibulares podem ser o resultado direto de uma condição médica de base, e podem se agravar durante um episódio de medo ou ansiedade, além de contribuir para agravar a ansiedade preexistente. Os sintomas ansiosos comórbidos podem ser diretamente relacionados com a fisiopatologia da doença clínica e com medicações concomitantes, ou ocorrer em consequência das incapacidades e mudanças nos hábitos de vida, em função da doença de base.

Prejuízo funcional

Idosos com transtornos ansiosos apresentam pior qualidade de vida e elevados níveis de incapacitação.[22]

Tratamento

- **Intervenções não farmacológicas:** terapia cognitivo-comportamental, terapia de exposição, terapia interpessoal, entre outras estratégias psicoterápicas, podem ser utilizadas para tratamento dos transtornos de ansiedade em idosos. A terapia cognitivo-comportamental é a técnica mais estudada e com melhores resultados.[23]

- **Intervenções farmacológicas:** os benzodiazepínicos são as substâncias mais frequentemente prescritas para tratamento dos transtornos ansiosos entre idosos, apesar dos eventos adversos que podem ocasionar nessa faixa etária. Entre os idosos, os benzodiazepínicos estão associados com maior risco de fratura de quadril, disfunção cognitiva e lentidão psicomotora. Os benzodiazepínicos devem ser evitados e, quando utilizados, devem-se preferir substâncias de meia-vida curta e metabolizadas por conjugação, como o lorazepam e oxazepam. Os antidepressivos têm sido estudados e demonstraram eficácia no tratamento dos transtornos de ansiedade em idosos. Os inibidores seletivos da recaptação da serotonina (ISRS) são considerados como primeira escolha, pelo melhor perfil de eventos adversos.[23] Um resumo das estratégias terapêuticas pode ser observado na Tabela 5.4.

Tabela 5.4 - Estratégias terapêuticas para manejo dos transtornos de ansiedade

Tipo de transtorno ansioso	Tratamento
Ansiedade e depressão comórbidos	Antidepressivos Ansiolíticos podem ser indicados inicialmente
Transtorno de ansiedade generalizada	Psicoterapia Antidepressivos Benzodiazepínicos Buspirona
Distúrbio do pânico	Antidepressivos - ISRS Terapia cognitivo-comportamental
Fobias	Terapia cognitivo-comportamental Benzodiazepínicos

ISRS: inibidores seletivos da recaptação da serotonina.
Fonte: MacQueen et al., 2016.[24]

REFERÊNCIAS

1. Ferri CP, Prince M, Brayne C, Brodaty H, Fratiglioni L, Ganguli M, et al. Global prevalence of dementia: a Delphi consensus study. Lancet. 2005;366(9503):2112-7.

2. Staekenborg SS, Pijnenburg YA, Lemstra AW, Scheltens P, Vd Flier WM. Dementia and Rapid Mortality: Who is at Risk? J Alzheimers Dis. 2016;53(1):135-42.

3. Winblad B, Amouyel P, Andrieu S, Ballard C, Brayne C, Brodaty H, et al. Defeating Alzheimer's disease and other dementias: a priority for European science and society. Lancet Neurol. 2016;15(5):455-532.

4. Kalaria RN. Neuropathological diagnosis of vascular cognitive impairment and vascular dementia with implications for Alzheimer's disease. Acta Neuropathol. 2016;131(5):659-85.

5. Stinton C, McKeith I, Taylor JP, Lafortune L, Mioshi E, Mak E, et al. Pharmacological Management of Lewy Body Dementia: A Systematic Review and Meta-Analysis. Am J Psychiatry. 2015;172(8):731-42.

6. Bang J, Spina S, Miller BL. Frontotemporal dementia. Lancet. 2015;386(10004):1672-82.

7. Fillenbaum GG, Blay SL, Andreoli SB, Gastal FL. Prevalence and correlates of functional status in an older community--representative sample in Brazil. J Aging Health. 2010;22(3):362-83.

8. Shah A, Bhat R, Zarate-Escudero S, DeLeo D, Erlangsen A. Suicide rates in five-year age-bands after the age of 60 years: the international landscape. Aging Ment Health. 2016;20(2):131-8.

9. Markkula N, Härkänen T, Nieminen T, Peña S, Mattila AK, Koskinen S, et al. Prognosis of depressive disorders in the general population – results from the longitudinal Finnish Health 2011 Study. J Affect Disord. 2016;190:687-96.

10. Laborde-Lahoz P, El-Gabalawy R, Kinley J, Kirwin PD, Sareen J, Pietrzak RH. Subsyndromal depression among older adults in the USA: prevalence, comorbidity, and risk for new--onset psychiatric disorders in late life. Int J Geriatr Psychiatry. 2015;30(7):677-85.

11. Huang YC, Wang LJ, Chong MY. Differences in prescribing psychotropic drugs for elderly with depression. Acta Neuropsychiatr. 2016;28(5):296-303.

12. DSM-5. Diagnostic and Statistical Manual of Mental disorders - DSM-5. 5.ed. Washington: American Psychiatric Association; 2013.

13. Alexopoulos GS, Meyers BS, Young RC. "Vascular depression" hypothesis. Arch Gen Psychiatry. 1997;54:915-22.

14. Baldwin RC, Chiu E, Katona C, Graham N. Disease burden. In: Baldwin RC, Graham N (eds.). Guidelines on depression in older people – practising the evidence. London: Martin DunitzLtd; 2002. p.26-31.

15. Kok RM, Reynolds CF 3rd. Management of depression in older adults: a review. JAMA. 2017 May 23;317(20):2114-22.

16. Geduldig ET, Kellner CH. Electroconvulsive Therapy in the Elderly: New Findings in Geriatric Depression. Curr Psychiatry Rep. 2016;18(4):40.

17. Diniz BS, Reynolds CF 3rd. Major depressive disorder in older adults: benefits and hazards of prolonged treatment. Drugs Aging. 2014;31(9):661-9.

18. Blay SL, Marinho V. Anxiety disorders in old age. Curr Opin Psychiatry. 2012;25(6):462-7.

19. Kessler RC, Berglund P, Demler O, Jin R, Merikangas KR, Walters EE. Lifetime prevalence and age-of-onset distributions of DSM-IV disorders in the National Comorbidity Survey Replication. Arch Gen Psychiatry. 2005;62(6):593-602.

20. Byers AL, Yaffe K, Covinsky KE, Friedman MB, Bruce ML. High occurrence of mood and anxiety disorders among older adults: The National Comorbidity Survey Replication. Arch Gen Psychiatry. 2010 May;67(5):489-96.

21. Yaffe K, Hoang TD, Byers AL, Barnes DE, Friedl KE. Lifestyle and health-related risk factors and risk of cognitive aging among older veterans. Alzheimers Dement. 2014;10 (3 Suppl):S111-21.

22. Uchmanowicz I, Gobbens RJ. The relationship between frailty, anxiety and depression, and health-related quality of life in elderly patients with heart failure. Clin Interv Aging. 2015;10:1595-600.

23. Katzman MA, Bleau P, Blier P, Chokka P, Kjernisted K, Van Ameringen M; Canadian Anxiety Guidelines Initiative Group on behalf of the Anxiety Disorders Association of Canada/ Association Canadienne des troubles anxieux and McGill University, et al. Canadian clinical practice guidelines for the management of anxiety, posttraumatic stress and obsessive-compulsive disorders. BMC Psychiatry. 2014;14 Suppl 1:S1.

24. MacQueen GM, Frey BN, Ismail Z, Jaworska N, Steiner M, Lieshout RJ, et al.; CANMAT Depression Work Group. Canadian Network for Mood and Anxiety Treatments (CANMAT) 2016 Clinical Guidelines for the Management of Adults with Major Depressive Disorder: Section 6. Special Populations: Youth, Women, and the Elderly. Can J Psychiatry. 2016 Sep;61(9):588-603.

CAPÍTULO **6**

Diagnóstico e Tratamento da Insônia

Dalva Poyares
Raimundo Nonato Delgado Rodrigues

INTRODUÇÃO, DEFINIÇÃO E PRINCIPAIS CRITÉRIOS DIAGNÓSTICOS

A insônia é um dos distúrbios do sono mais comuns em medicina do sono, na prática médica e em psiquiatria. Iniciaremos o capítulo descrevendo os critérios mais recentes de insônia, de acordo com os novos manuais revisados, seguidos de sua análise crítica.

A mais recente Classificação Internacional dos Distúrbios do Sono (ICSD-3)[1] classifica a insônia de acordo com a duração dos sintomas em distúrbio de insônia crônica e distúrbio de insônia de curto prazo. O indivíduo que passa tempo excessivo na cama e o "curto dormidor" são considerados variantes do normal. O Quadro 6.1 ilustra os principais critérios, de A a F, para o diagnóstico de insônia crônica.

Já, de acordo com o *Manual Diagnóstico e Estatístico de Transtornos Mentais* (DSM-V), a queixa principal se relaciona à insatisfação com o padrão de sono, associada aos sintomas listados no Quadro 6.2 (DSM-V).[2] Nota-se que sono não restaurador foi substituído por insatisfação com o padrão de sono. Tal sintoma se relacionava significativamente com potencial presença de comorbidades. Nesse caso, o atual DSM-V indica que as condições comórbidas, se presentes, devem ser especificadas juntamente à insônia. São condições clínicas comórbidas: transtorno mental/psiquiátrico (especificar), doença clínica (especificar) ou outro distúrbio do sono (especificar). Já com relação à duração da insônia, o manual indica três critérios: insônia aguda, se menos de um mês; insônia de curto prazo, se de um a três meses; e insônia persistente, se mais de três meses.

Quadro 6.1 – Critérios de A a F da insônia crônica, de acordo com a Classificação Internacional dos Distúrbios do Sono

A. O paciente relata, ou os pais ou cuidadores observam, um ou mais dos seguintes sintomas:
1. Dificuldade em iniciar o sono
2. Dificuldade em manter o sono
3. Acordar mais cedo do que o desejado
4. Resistência a ir para a cama no horário apropriado
5. Dificuldade para dormir, sem intervenção dos pais ou do cuidador

B. O paciente relata, ou os pais ou cuidadores observam, um ou mais dos seguintes sintomas relacionados à dificuldade sono noturno:
1. Fadiga e mal-estar
2. Prejuízo na atenção, concentração ou memória
3. Prejuízo social, familiar, profissional, ou no desempenho acadêmico
4. Perturbação do humor/irritabilidade
5. Sonolência diurna
6. Problemas de comportamento (por exemplo, hiperatividade, impulsividade, agressividade)
7. Redução da motivação/energia/iniciativa
8. Propensão para erros/acidentes
9. Preocupações com ou insatisfação com o sono

C. As queixas de sono/vigília não podem ser explicadas ou exclusivamente devidas à oportunidade inadequada (isto é, tempo suficiente é alocado para o sono) ou às circunstâncias inadequadas (ou seja, o ambiente é seguro, escuro, silencioso e confortável) para o sono

D. O distúrbio do sono e os sintomas diurnos devem ocorrer, pelo menos, três vezes por semana

E. O distúrbio do sono e sintomas diurnos devem estar presentes por pelo menos três meses

F. A dificuldade com sono/vigília não é mais bem explicada por outro distúrbio do sono

Fonte: ICSD-3, 2014.[1]

Para os que conheciam as classificações anteriores, essas novas classificações estão pela primeira vez semelhantes, contendo critérios comuns. Entre as mudanças realizadas, observa-se a substituição de "insônia primária" e "insônia relacionada à outra doença médica ou mental" por "distúrbio de insônia", devendo-se especificar a comorbidade, se presente. Essa mudança evita o estabelecimento de relação causal entre insônia e alguma comorbidade, visando chamar a atenção para o tratamento individualizado de ambas as condições clínicas. O construto "insatisfação com o sono" foi adicionado, e o sintoma de despertar precoce agora constitui um critério separado. É também possível notar que a frequência mínima de noites afetadas por semana foi adicionada, bem como a duração mínima dos sintomas foi aumentada de um para três meses. Um mês foi considerado um período curto para definir um distúrbio crônico. Doenças são consideradas crônicas, de modo geral, quando duram mais de seis a doze meses. No caso de insônia, o aumento de risco e de comorbidades pode aumentar e persistir após três meses. Estudo recente mostra que insônia persistente aumenta risco de mortalidade.[3] Outro fato que auxilia clínicos a avaliarem outros sintomas do distúrbio de insônia é a adição de exemplos específicos de prejuízos diurnos nas novas classificações.

Quadro 6.2 – Critérios diagnósticos da insônia crônica, segundo o *Manual Diagnóstico e Estatístico de Transtornos Mentais* (DSM-V)

Principal queixa: insatisfação com a qualidade e quantidade do sono
A. Um ou mais dos sintomas abaixo: 1. Dificuldade em iniciar o sono (em crianças, dificuldade em iniciar o sono sem intervenção do cuidador) 2. Dificuldade em manter o sono caracterizado por frequentes despertares prolongados (em crianças, dificuldade em manter o sono sem intervenção do cuidador) 3. Despertar precoce e incapacidade de reassumir o sono 4. Sono não restaurador (adultos) 5. Resistência em ir para cama (crianças)
B. A queixa de sono é acompanhada de prejuízo significativo no funcionamento diurno, como: 1. Fadiga ou baixa energia 2. Sonolência diurna 3. Prejuízos cognitivos (atenção, concentração e memória) 4. Queixas de humor (irritabilidade e disforia) 5. Problemas comportamentais em crianças (hiperatividade e impulsividade) 6. Prejuízo acadêmico ou profissional 7. Prejuízo social ou familiar
D. A dificuldade para dormir ocorre pelo menos três vezes por semana
E. A dificuldade para dormir ocorre por no mínimo três meses
F. A dificuldade para dormir ocorre a despeito da oportunidade adequada para dormir

Fonte: DSM-V, 2013.[2]

EPIDEMIOLOGIA

A insônia é uma condição de alta prevalência em estudos realizados em diversas populações, o que a torna um problema de saúde pública, afetando cerca de 10 a 40% da população, dependendo dos critérios utilizados para a definição de insônia ou da população estudada. Notem que não há ainda grandes estudos que mostrem prevalência a partir dos critérios atuais apresentados acima. As conclusões de um consenso do National Institutes of Health (NIH), de junho de 2005, indicam que, quando utilizamos como critério diagnóstico a necessidade de comprometimento ou impacto nas atividades diurnas, a prevalência da insônia cai para cerca de 10%. Se utilizarmos critérios diagnósticos mais rígidos, como os do DSM-IV, que inclui como requisito adicional a persistência dos sintomas por pelo menos um mês e não ocorrer exclusivamente na presença de outro distúrbio do sono, distúrbio mental ou como efeito direto de substâncias químicas ou condições médicas, a prevalência estimada chega, de fato, a cerca de 10%.[4] Em São Paulo, nosso estudo desenhado para avaliar a prevalência de distúrbios do sono mostrou que apenas 40% da população se encaixam na definição de bons dormidores; 45% apresentam queixas; e 15% preenchem os critérios do DSM-IV para insônia.[5] De acordo com esse critério, a maioria dos indivíduos acometidos era do sexo feminino, de meia-idade, queixavam-se de fadiga e apresentaram pontuação elevada para sintomas psiquiátricos, enquanto os que tinham apenas queixas de insônia eram mais velhos. A duração média da insônia foi de 12,2 anos, caracterizando um distúrbio crônico.[5]

Vários fatores de risco foram relatados no consenso do NIH, sendo o sexo feminino e a idade os mais fortes. A presença de comorbidades médicas é um fator que contribui para o aumento da prevalência de insônia com o envelhecimento. Em uma parcela da população feminina, a menopausa pode ser um marco para o aparecimento da insônia. Comorbidades médicas, transtornos psiquiátricos e trabalho em turnos representam importantes fatores de risco para insônia, mas é importante reconhecer que não são fatores de risco isolados, mas precipitantes em indivíduos que apresentam uma predisposição individual a tal distúrbio.

As comorbidades mais comumente associadas à insônia são os transtornos psiquiátricos. Estimava-se que cerca de 40% dos indivíduos insones tinham comorbidade psiquiátrica associada ao quadro.[6]

Por fim é possível que a insônia esteja aumentando no mundo: é o que sugerem os estudos com seguimento em longo prazo. Por exemplo, Pallesen et al. encontraram aumento de casos de insônia, usando critérios anteriores, do DSM-IV, de 11,9% para 15,5%, e um aumento similar no uso de hipnóticos, de 6,9% para 11,1%, na população geral, após 10 anos.[7] Os autores concluem que, aparentemente, os casos de insônia estão aumentando na população geral adulta, o que é motivo de preocupação. Prevenir insônia é uma intervenção custo-efetiva, que deve ser priorizada num futuro próximo.

FISIOPATOLOGIA

Ainda não existe um modelo fisiopatológico universalmente aceito para explicar as insônias. Diversas tentativas têm sido feitas para integrar conhecimentos recentes, surgidos à luz de achados experimentais, genéticos e farmacológicos.

A insônia é uma condição altamente heterogênea, por vezes estreitamente associada a comorbidades e com elas evoluindo e manifestando-se de maneira mais ou menos isolada e original.

Um modelo fisiopatológico abrangente deveria abordar não somente esse aspecto heterogêneo, mas também os riscos conferidos pela insônia a estados comórbidos, como alterações cardiometabólicas, além de explicar as discrepâncias frequentemente observadas entre a percepção de um sono não satisfatório e resultados da polissonografia (PSG), por vezes pouco alterados.

Significativa ênfase tem sido posta na existência de um estado de hiperalerta (*hyperarousal*), constituído pela ativação central e periférica do sistema nervoso, à qual se associaria à persistência dos processos cognitivos e emocionais, prejudicando o desengajamento das influências ambientais e dificultando o sono.[8] Algumas características atribuídas ao hiperalerta, como aumento do cortisol por ativação do eixo hipotálamo-pituitário-adrenal (HPA), alterações na variabilidade da frequência cardíaca e presença de atividade rápida no eletrencefalograma durante o sono, podem ser demonstradas de maneira objetiva e servir como eventuais marcadores neurobiológicos da gravidade da insônia.

Da mesma maneira, estudos recentes têm identificado diversos genes que podem estar implicados na fisiopatologia da insônia (ApoE4, PER3, HLADQB1*0602 etc.). Polimorfismos foram descritos em genes associados à neuroplasticidade, à reação ao estresse, à excitabilidade neuronal, entre outros.[9] A complexidade dessa relação e o número de grupos genéticos implicados podem traduzir a heterogeneidade do quadro clínico das insônias e suas consequências. No entanto, parte dos estudos que avaliam o mecanismo fisiopatológico das insônias aponta para a possibilidade de um desequilíbrio inerente aos mecanismos de controle de sono.

Sabe-se que o sono emerge como resultado fundamental da inter-relação entre dois tipos de circuitaria: uma ativadora do sistema nervoso central (SNC) e outra inibidora. A primeira, veiculada por neuromediadores, como catecolaminas, histamina e o sistema orexina-hipocretina, responde pela atividade de regiões cerebrais tão abrangentes quanto o sistema reticular ativador ascendente no tronco cerebral, regiões do tálamo, hipotálamo posterior e lateral, núcleo túbero-mamilar e prosencéfalo basal. Esse sistema regula e modula nossa perceptividade e reatividade, contribuindo para a manutenção de respostas adaptadas às circunstâncias e aos desafios enfrentados, por meio de reações não apenas motoras, mas também emocionais e cognitivas. Ainda do ponto de vista de sua atividade, tais colunas neuronais inibem o segundo tipo de circuitaria, ou seja, o sistema produtor de sono, o qual envolve grupos neuronais mediados por adenosina, melatonina, serotonina, glicina, prostaglandina D2 e, obviamente, o ácido gama-aminobutírico (GABA).

Esse sistema promotor de sono é representado por projeções neuronais vindas, sobretudo, do núcleo pré-óptico ventrolateral (VLPO), que tem como função a inibição do circuito produtor de vigília, em um equilíbrio chamado *flip-flop*,[10] resultando, assim, na consolidação dos estágios de sono.

Admite-se que essa inibição recíproca poderia encontrar-se desajustada em situações de estresse, quando ocorreria uma coativação desses dois sistemas, resultando em um único estado: simultaneamente de sono e vigília! Do ponto de vista etológico, essa reação representaria uma preparação do indivíduo para lidar com o desafio proposto pelo elemento causador do estresse, contribuindo, em última análise, para a sobrevivência. Embora, na maioria dos casos, essa ameaça exista apenas no plano subjetivo, as reações fisiológicas dela decorrentes são bastante objetivas e explicam muitas das alterações vegetativas incluídas no termo genérico "hiperalerta", como a ativação do HPA.

A regulação dos estados de sono e vigília responde igualmente a dois processos fisiológicos: o homeostático ("S") e o circadiano ("C").[11] Sucintamente, o processo S aumenta a necessidade de sono na dependência da duração do período prévio de vigília, em associação aos níveis de adenosina acumulados pela atividade diurna. Por outro lado, o processo C, relativamente independente, representa a propensão circadiana ao dormir (ligada à oscilação circadiana e melatonina). O sono de qualidade seria o resultante do acoplamento harmonioso das curvas representativas de cada um desses processos, enquanto um estado de insônia decorreria de sua disfunção. Em acordo com essa hipótese, alguns estudos identificam menor concentração de ondas lentas no eletrencefalograma de sono de insones, o que poderia representar uma disfunção no processo S (menor pressão ou *drive* de sono após privação). Outros trabalhos, todavia, descrevem alterações na temperatura corporal noturna ou na curva térmica dos pacientes, o que sugere uma disfunção do processo C.[12]

Em paciente com queixas de insônia é possível observar comportamentos e reações relativamente nefastos para o sono, reforçadores do *drive* de vigília. Em 1987, Spielman et al.[13] descreveram o modelo dos "três P's", que identifica agentes integradores dos sintomas da insônia. São os três P's:

1. **Fator predisponente:** reporta-se às características individuais e de personalidade do indivíduo, que podem torná-lo mais suscetível à insônia (idade, sexo, personalidade perfeccionista-ansiosa-controladora etc.).

2. **Fator precipitante:** elemento estressor, que inicia o processo objetivo de insônia (drama na história pessoal, doença pessoal ou familiar, uso de drogas etc.).

3. **Fator perpetuante:** comportamentos ou crenças que mantêm o mal dormir, mesmo após o eventual desaparecimento dos fatores precipitantes (aumento do tempo na cama na tentativa de "correr atrás do sono perdido", ir para a cama sem sono, superestimar a necessidade de dormir um número fixo de horas por noite, preocupação com o estar na cama e não conseguir dormir etc.).

O último fator, sobretudo, é o alvo das intervenções terapêuticas cognitivo-comportamentais.

É interessante observar que esses elementos constituem, na verdade, um modelo comportamental para a fisiopatologia da insônia, que pode ser integrado aos modelos ditos "biológicos" de maneira bastante harmoniosa. O aspecto genético, que implicaria na existência de polimorfismos em genes responsáveis pela ciclicidade do sono ou reatividade ao estresse, pode ser identificado aos fatores predisponentes. As alterações ambientais ou nosológicas, excitando o sistema de vigília ou atenuando seus inibidores, podem ser associadas aos fatores precipitantes. Finalmente, uma vez consolidadas as distorções na ativação do sistema de vigília, do eixo HPA, intrusão de bandas rápidas no eletrencefalograma de sono, aumento da temperatura corporal ou atraso na curva de pico da melatonina, estaremos diante dos fatores perpetuantes. Desse modo, o modelo dos três P's poderia talvez ser entendido como manifestação comportamental-cognitiva das variações e distorções simultâneas nos sistemas cerebrais dos quais dependem o sono e a vigília.

ASPECTOS DIAGNÓSTICOS

A história familiar é importante, pois a insônia tende a incidir mais em determinadas famílias, especialmente entre os membros do sexo feminino.

O diagnóstico é principalmente clínico e deve obedecer aos critérios dos manuais citados anteriormente. A PSG pode ajudar a identificar distúrbios respiratórios do sono, movimentos periódicos das pernas, doenças psiquiátricas e neurológicas, fibromialgia e má percepção do estado do sono. A PSG pode ser indicada sempre que existir suspeita de um distúrbio respiratório do sono ou de movimentos periódicos dos membros inferiores, quando o dignóstico inicial é incerto, quando o tratamento falha ou quando ocorrem despertares relacionados a comportamentos anormais.[14]

Os principais achados à PSG são: aumento da latência para início do sono; múltiplos despertares; distúrbios intrínsecos do sono, como apneia obstrutiva e movimentos anormais (principalmente nos idosos), e alterações do sono REM; e sono de ondas lentas (SOL), principalmente em casos de depressão.

Diários de sono são ferramentas úteis e de fácil preenchimento pela manhã por um período maior do que uma semana. São informações diárias como: horário de ir para a cama, latência estimada para o sono, despertares durante a noite, horário de acordar, horário de sair da cama, horas estimadas de sono, qualidade do sono, e consumo de medicamentos, cafeína e álcool.

Na insônia transitória e de curta duração, comumente identifica-se um fator precipitante, que usualmente está relacionado à causa da insônia, por exemplo, condição de estresse, doença clínica, gravidez, mudanças ambientais etc. Na insônia crônica, no entanto, essa relação é menos óbvia, uma vez que o fator precipitante ocorreu há meses ou muitos anos antes da avaliação. Nessa situação, fatores perpetuantes e predisponentes podem explicar sua persistência a partir de um episódio inicial.

O diagnóstico correto pode definir as estratégias de tratamento farmacológico e não farmacológico. O Índice de Gravidade de Insônia, recentemente validado para o português do Brasil,[15,16] pode ser também uma ferramenta útil, não somente para avaliar sua gravidade, mas também se mostrou válido como instrumento de triagem para insônia (Quadro 6.3).

CONSEQUÊNCIAS DA INSÔNIA

Devido ao caráter de cronicidade, a insônia tem sido associada a significativo comprometimento na qualidade de vida. Existem estudos epidemiológicos avaliando as possíveis consequências relacionadas à insônia crônica, sendo que a mais bem documentada delas é o risco aumentado para depressão.[8,17] A insônia usualmente aparece antes ou durante o estabelecimento de um quadro de depressão. Desse modo, a história psiquiátrica pode estar relacionada à gravidade e à cronicidade da insônia atual, podendo ser um sintoma residual que põe esses pacientes em maior risco de recidiva.[18] Ainda, existe o argumento de que depressão parece ser parte de uma evolução natural da insônia. Estudos demonstram que pacientes com insônia associada a condições clínicas crônicas têm maior risco de depressão.[19] Adolescentes com insônia apresentam risco aumentado para depressão e abuso de substâncias durante a vida adulta.[20]

Entre as consequências diurnas da insônia, existe o aumento no risco de ocorrência de acidentes. O estudo HUNT avaliou mais de 54 mil participantes de 1995 a 1997, de 20 a 89 anos de idade. Os resultados mostraram que houve uma associação dose-dependente entre o número de sintomas de insônia e risco de injúrias fatais não intencionais e de acidentes fatais com veículos.[21]

Quadro 6.3 - Índice de Gravidade de Insônia

1. Por favor, avalie a gravidade da sua insônia nas duas últimas semanas, em relação à: (ESTIMULADA)									
1a) Dificuldade em pegar no sono									
	Nenhuma		Leve		Moderada		Grave		Muito grave
1b) Dificuldade em manter o sono									
	Nenhuma		Leve		Moderada		Grave		Muito grave
1c) Problema de despertar muito cedo									
	Nenhum		Leve		Moderado		Grave		Muito grave
2. Você está satisfeito ou insatisfeito com o padrão atual de seu sono? (ESTIMULADA)									
	Muito satisfeito		Satisfeito		Indiferente		Insatisfeito		Muito satisfeito
3. Em que medida você considera que seu problema de sono interfere nas suas atividades diurnas, por exemplo: fadiga diária, habilidade para trabalhar/executar atividades diárias, concentração, memória, humor etc.? (ESTIMULADA)									
	Não interfere		Interfere um pouco		Interfere de algum modo		Interfere muito		Interfere extrema-mente
4. Quanto você acha que os outros percebem que o seu problema de sono atrapalha sua qualidade de vida? (ESTIMULADA)									
	Não percebem		Percebem um pouco		Percebem de algum modo		Percebem muito		Percebem extrema-mente
5. O quanto você está preocupado/estressado com o seu problema de sono? (ESTIMULADA)									
	Não estou preocupado		Um pouco preocu-pado		De algum modo preocupado		Muito preocupado		Extrema-mente preocupado

Fonte: traduzido e validado de Bastien et al. 2001.[15]

Outro estudo avaliou a insônia e a depressão como preditores do absenteísmo e de prejuízo das atividades no trabalho. Foi demonstrando que a insônia tem um papel equivalente à depressão e, por vezes independente, particularmente em indivíduos jovens, sugerindo grande impacto econômico secundário.[22]

Além disso, pacientes com insônia relatam mais problemas de saúde, utilizam mais serviços médicos, usam mais medicamentos em geral, apresentam maior taxa de absenteísmo, menor desempenho nas tarefas profissionais com risco maior de acidentes, redução na concentração e atenção, e mais queixas de fadiga.[23]

Revisão recente aponta que a insônia é frequentemente referida como um problema das 24 horas e que afeta vários domínios da vida, gerando comumente sentimentos de frustração.[24] A insônia tem sido frequentemente associada à redução na qualidade de vida.[17,25]

O distúrbio de insônia causa consequências cardiovasculares e metabólicas. Um estudo prospectivo mostrou que homens com dificuldade predominante em iniciar o sono apresentam maior risco de mortalidade após doença arterial coronariana.[26] Mais recentemente, uma clara relação entre consequências cardiovasculares e metabólicas da insônia tem sido associada ao tempo total de sono encurtado durante a noite. Nem todos os pacientes com insônia apresentam tempo de sono objetivamente menor do que cinco a seis horas por noite, mas uma forte associação entre insônia, com duração reduzida do tempo total de sono, hipertensão arterial e diabetes tipo 2, tem sido observada. Insônia e duração de tempo de sono encurtada são mediadores da relação entre incidência de depressão e hipertensão arterial. Já o tratamento dos distúrbios do sono em indivíduos de meia-idade parece reduzir o risco de desenvolver hipertensão e suas complicações cardiovasculares. Por fim, insônia associada a tempo encurtado de sono à noite também esteve significativamente associada à maior taxa de mortalidade na população geral. Propõe-se que a insônia com tempo objetivamente encurtado de sono seja um fenótipo mais grave do distúrbio.[27] Metanálise mostrou que duração curta de sono e sintomas de insônia, isolados ou combinados, com exceção da dificuldade para iniciar o sono, estão associados à risco de hipertensão arterial.[28]

A mortalidade tem sido outra preocupação recente em pacientes com insônia persistente, principalmente de causa cardiovascular (Figura 6.1).[3,29] Assim, insônia persistente e com tempo de sono curto parece ser fenótipo mais grave de insônia. Nesse outro estudo de coorte, a taxa de chance foi significativamente elevada para risco de mortalidade entre os pacientes que tinham ambos - insônia e dormiam menos do que seis horas por noite.[27]

Estudos laboratoriais indicam que a perda do sono resulta em prejuízo de funções cognitivas e psicomotoras. Insones relatam sintomas na esfera cognitiva, como irritabilidade, déficit de atenção, memória, entre outros. Queixas importantes de sonolência excessiva diurna, fadiga intensa e insatisfação global com o sono sugerem a concomitância de outro diagnóstico clínico ou psiquiátrico associado. Estudos demonstram que até 40% dos insones apresentam comorbidades psiquiátricas. A depressão e a ansiedade são os quadros psiquiátricos mais comuns.[18]

INSÔNIA EM POPULAÇÕES ESPECIAIS

Insônia e mulheres

Todos os levantamentos epidemiológicos apontam para o fato de a insônia ser mais frequente em mulheres em qualquer idade. Os fatores mais comuns que influenciam no sono na mulher estão associados com as variações hormonais que se estendem da menarca até a menopausa.[30]

A menopausa também contribui para a piora da qualidade do sono, provocando noctúria, aumento de resistência de vias aéreas, incremento de massa corporal, fogachos e alterações de humor. As mulheres nessa fase tendem a apresentar maior latência para o sono, dificuldade de manutenção do sono e, portanto, mais insônia.[31]

Existem alguns estudos evidenciando que mulheres queixam-se mais de problemas do sono no período perimenstrual. Insônia e/ou hipersonia pré-menstrual são sintomas que podem ocorrer nesse período.

Por fim, deve-se considerar também que as duas condições psiquiátricas mais relacionadas à insônia têm prevalência maior em mulheres, que são depressão e ansiedade.[32]

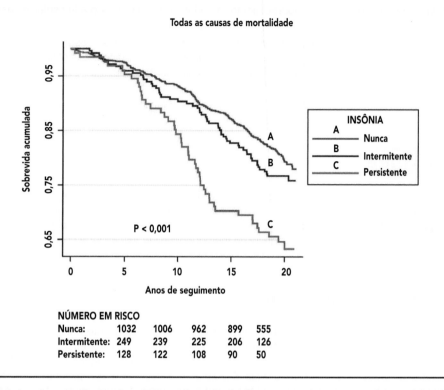

Figura 6.1 – Curvas de Kaplan-Meier para categorias longitudinais da insônia. Participantes foram categorizados em três grupos: Nunca tem insônia (A), insônia intermitente (B) e insônia persistente (C). Fonte: adaptada de Parthasarathy et al., 2015.[3]

Insônia e idosos

A prevalência de insônia em maiores de 60 anos varia de 19 a 38%. Estudos epidemiológicos mostram que, além de causar desconforto subjetivo, a insônia no idoso está associada a uma maior mortalidade e dependência de cuidados do que outros fatores, como idade cronológica, renda ou atividade diária.[33,34] Isso ocorre porque, mais frequentemente do que no jovem, a insônia do idoso está associada a comorbidades neurológicas e clínicas (Alzheimer, Parkinson, noctúria e dores crônicas), e cardiorrespiratórias. Estudos de coorte mostram que existe uma tendência ao aumento da prevalência da insônia com o envelhecimento, e que a remissão do quadro é menos provável com o passar da idade.[35]

Já revisão recente sugere que a idade cronológica por si só não foi identificada como preditor independente consistente de distúrbios do sono futuros. Além disso, os autores concluem que estudos prospectivos identificaram o sexo feminino, o humor deprimido e as doenças físicas com fatores de risco gerais para futuros distúrbios do sono no idoso, embora o mecanismo exato de tal associação não esteja bem estabelecido.[36] Apesar de tão frequente, o papel da noctúria pode ser subestimado em pacientes com insônia, sendo a causa de despertar mais frequentemente referida pelo idoso.[33,37] Esse distúrbio está associado à sonolência diurna e à má qualidade do sono. Além disso, fatores ambientais e psicológicos contribuem para o aumento da incidência de insônia nos idosos. Estudos populacionais revelaram que grande parte da população com mais de 65 anos é submetida a isolamento social, empobrecimento material, pouca exposição à luz solar e ansiedade decorrente do medo da morte e das doenças.[38]

O uso crônico de hipnóticos é um problema nessa população e pode estar associado a risco de quedas. O uso de drogas como os opioides, agentes dopaminérgicos, ansiolíticos, antidepressivos e hipnóticos/sedativos aumenta o risco de queda com fratura, mesmo após ajuste para idade, sexo e multimorbidade.[39]

Os tratamentos não farmacológicos, como terapias cognitivo-comportamentais, restrição de tempo no leito e fototerapia, sempre devem ser considerados nessa faixa etária.

TRATAMENTO

O tratamento da insônia inclui correção de fatores precipitantes, medicamentos (sedativo-hipnóticos) e tratamentos não farmacológicos. No entanto, é igualmente importante ter em conta a possibilidade da coexistência de sintomas de depressão, comuns na evolução da insônia crônica. No acompanhamento do tratamento, a ausência de melhora deve ser investigada com PSG e avaliação clínico-psiquiátrica adequada.

Tratamento farmacológico

Alguns medicamentos são aprovados pelas agências regulatórias internacionais para uso em insônia. De maneira especial àqueles com evidência suficiente relativa à eficácia e à segurança em longo prazo, uma vez que o distúrbio de insônia tende a ser crônico. Dados do National Disease and Therapeutic Index™ apontam as drogas Z (zolpidem, zaleplona e eszopiclona) como as mais prescritas para insônia, seguidas da trazodona e, em menor grau, da quetiapina e da doxepina.

Os principais sistemas de neurotransmissão envolvidos nos mecanismos do sono e da vigília, e no mecanismo de ação dos principais sedativo-hipnóticos são gabaérgico, serotoninérgico, melatoninérgico, histaminérgico e hipocretinérgico. Entre esses medicamentos com propriedades sedativo-hipnóticas, citamos: os agonistas seletivos do receptor GABA-A, agonistas GABA, alguns antidepressivos, alguns antipsicóticos e os agonistas melatoninérgicos. A seguir, citaremos brevemente os principais representantes dessas classes de medicamentos.

Benzodiazepínicos

Benzodiazepínicos não são primeira opção de escolha especialmente para o tratamento do distúrbio de insônia, mas podem ser prescritos para insônia aguda. Os benzodiazepínicos alteram a estrutura do sono.[40]

Seus efeitos no sono são principalmente os seguintes: (a) sedativo-hipnóticos: redução da latência para o sono; aumento do tempo total de sono e redução dos despertares durante o sono (efeitos sujeitos à tolerância); (b) na estrutura do sono: aumento de estágio 2 do sono não REM, redução do SOL, aumento da latência para o sono REM, redução da densidade de movimentos oculares rápidos no sono REM (efeitos não sujeitos a tolerância).

São exemplos de hipnóticos, o midazolam, o flunitrazepam e o triazolam, mas outros benzodiazepínicos têm sido utilizados com o propósito de induzir o sono.

O clonazepam tem sido o benzodiazepínico mais usado para controle de comportamentos ou movimentos anormais durante o sono. Seu efeito no controle de parassonias, como sonambulismo[41] e distúrbio comportamental do sono REM, tem sido amplamente descrito.[42]

Os benzodiazepínicos diferem em sua capacidade de induzir dependência, havendo consequentemente maior ou menor abstinência. O uso prolongado de benzodiazepínicos pode também estar associado à produção de tolerância, que é caracterizada pelo aumento gradual da dose ingerida para a obtenção do mesmo efeito farmacológico. A tolerância pode, em parte, decorrer da *down-regulation* dos receptores benzodiazepínicos e pode não ocorrer para todos os seus efeitos. Por exemplo, é possível observar-se a manutenção do efeito ansiolítico de determinados benzodiazepínicos com uma dada dose, mas com uma redução do efeito hipnótico ou anticonvulsivante.[43]

A retirada abrupta dos benzodiazepínicos após uso prolongado pode causar síndrome de abstinência, principalmente com determinados compostos, incluindo também aqueles que exibem meia--vida curta/intermediária.[40] A insônia rebote é um dos sintomas mais frequentemente associado à retirada dos benzodiazepínicos na prática clínica dos distúrbios do sono. Ela se caracteriza por aumento no tempo total acordado durante a noite em níveis maiores do que os basais.[44]

Agonistas do receptor GABA-A (drogas Z)

Zolpidem, zaleplona e zolplicona

O zolpidem é uma imidazopiridina e, possivelmente, o primeiro agonista seletivo do receptor GABA-A para a subunidade α1. Atualmente, está disponível sob três formulações: liberação imediata (LI), liberação controlada (CR) e sublingual (SL). Sua meia-vida de eliminação aproximada é de 2,4 horas e não há metabólitos ativos. Tem sido o hipnótico mais prescrito no mundo. Sua eliminação é renal e está reduzida em pacientes com insuficiência renal crônica. A dose terapêutica inicial foi revista pelo Food and Drug Administration (FDA), sendo prescrita em 5 mg LI tanto para adultos como para idosos. Já a formulação de CR nas doses de 6,25 mg inicial para os idosos e 12,5 mg para os adultos. O desenvolvimento do zolpidem CR baseou-se principalmente na necessidade de abordar a dificuldade na manutenção do sono. A formulação de liberação controlada é composta por uma camada de zolpidem de 7,5 mg de liberação imediata para início do sono e outra de 5 mg de liberação programada para manutenção do sono. Essa combinação mantém rápido início de sono; porém, prolonga sua continuidade. A formulação de liberação controlada aumenta especificamente as concentrações plasmáticas do zolpidem durante a segunda metade da noite, modificando minimamente o pico das concentrações plasmáticas (Cmax), o tempo transcorrido até a concentração plasmática máxima (Tmax) e as concentrações residuais oito horas após a administração. Um grande estudo multicêntrico publicado recentemente demonstrou segurança e eficácia no uso do zolpidem de liberação modificada, três a sete vezes por semana, por seis meses, no tratamento da insônia crônica.[45] O zolpidem SL de 5 mg tem sido prescrito para indução do sono, alcançando pico plasmático e início de sono significativamente; porém, um pouco mais rápido do que a versão LI. Existe, nos Estados Unidos, a versão SL com doses de 1,75 mg e formulação muito lipofílica, que alcança pico plasmático rapidamente e que foi estudada para uso no meio da noite.[46]

A zaleplona apresenta perfil de ligação ao receptor GABA-A parecido com o do zolpidem, sendo também alfa-1-seletivo. É uma pirazolopirimidina com meia-vida de eliminação ultracurta de 0,9 horas e sem metabólitos ativos. Devido a seu perfil farmacológico, sua principal indicação é para rápida indução de sono, com pouco efeito em sua manutenção, mas também pode ser usada em caso de despertar precoce, desde que seja ingerida algumas horas antes de o indivíduo sair da cama pela manhã. A dose terapêutica inicial também é de 5 mg para adultos; porém, no momento, não está disponível no Brasil.

Tanto o zolpidem e zaleplona são bem tolerados em doses terapêuticas usuais. Podem estar associados à ocorrência de abuso e, mais raramente, de dependência em uso prolongado; porém, alteram pouco a estrutura do sono. Por esse motivo, têm sido largamente utilizados no tratamento da insônia em muitos países.

A zolpiclona é uma ciclopirrolona que apresenta uma meia-vida aproximada de 5,3 horas – um pouco maior do que o zolpidem –, e é menos seletiva por atuar também em receptores que contêm subunidades tanto alfa-1 quanto alfa-2. Do mesmo modo, é um medicamento seguro, embora existam alguns poucos relatos de tolerância e dependência em longo prazo. A dose terapêutica em adultos é de 7,5 mg.

Eszopiclona

Essa medicação não está disponível no Brasil até o momento. Estudos foram publicados com eszolpiclona, um isômero da zopiclona, incluindo mais de 2.700 adultos e idosos até o ano de 2005. Foi aprovada pelo FDA para tratamento da insônia. Juntamente com o zolpidem CR, foi liberada entre os hipnóticos por essa agência para uso prolongado e está indicada para indução e manutenção do sono em pacientes com insônia crônica.[47] A dose recomendada é de 3 mg para adultos (18 a 64 anos) e 2 mg para idosos (≥ 65 anos).

A Tabela 6.1 mostra a meia-vida de eliminação aproximada dos principais agonistas GABA-A, as drogas-Z.

Tabela 6.1 – Meia-vida aproximada de eliminação de hipnóticos (drogas-z)

Hipnótico	Meia-vida aproximada (horas)
Zolpidem	2,4
Zolpiclona	5,3
Zaleplona	0,9
Eszolpiclona	6
Indiplona	1,5

Fonte: autora.

Melatonina e agonista melatoninérgico, Ramelteon®

A melatonina (N-acetil-5-metoxitriptamina) é um neuro-hormônio produzido por diversos animais, sendo secretada pela glândula pineal. A glândula pineal participa da organização temporal dos ritmos biológicos e tem seu maior pico de secreção no período de escuro em humanos. Os efeitos crono-hipnóticos da melatonina exógena e das drogas melatoninérgicas são mediados via receptores MT1 e MT2, especialmente pelos receptores no núcleo supraquiamático. Sua secreção pode estar alterada em algumas condições clínicas, como depressão sazonal, distúrbio do sono/vigília relacionado ao ciclo menstrual, doença de Alzheimer e, possivelmente, no idoso. Sua absorção é rápida e a meia-vida, curta. Até o momento, não existe consenso terapêutico para o uso da melatonina na insônia, apesar de haver alguns estudos com o Circadin®, melatonina de ação prolongada, em indivíduos acima de 55 anos, com sucesso terapêutico.[48] Já o Ramelteon® é um novo agente crono-hipnótico, cujas pesquisas se iniciaram em 1998, e que foi aprovado pelo FDA em 2005 para o tratamento da insônia em casos especiais e no tratamento de distúrbios do ritmo circadiano.[49] É agonista com alta seletividade para receptores de melatonina MT1 e MT2, sem afinidade significativa para outros receptores. Ensaios clínicos duplo-cego, placebo-controlado avaliam seu uso no tratamento da insônia. Doses acima de 8 mg até 64 mg promovem efeitos similares, além de significativa redução subjetiva e objetiva na latência do sono, e aumento no tempo total de sono, sem, no entanto, alterarem significativamente a estrutura do sono. Não há evidência de ocorrência de insônia de rebote, sintomas de abstinência, potencial para abuso e/ou dependência, comprometimento cognitivo ou motor,[50] tornando-se uma opção terapêutica em pacientes com história prévia de abuso de substâncias e em pacientes idosos. Mais recentemente, outro agonista com propriedades semelhantes foi introduzido, o tasimelteon, também agonista dos receptores MT1 e MT2 aprovado pelo FDA para tratamento de distúrbio do ciclo circadiano não 24 horas, mas com estudos com resultados positivos em insônia. Sua administração em longo prazo foi segura, sendo considerado um medicamento bem tolerado em esudos placebo-controlado.[51]

Antidepressivos sedativos

Os antidepressivos sedativos têm sido frequentemente prescritos para a insônia, sendo a trazodona o antidepressivo mais utilizado com a finalidade de sedação, especialmente entre os idosos.[52] A trazodona é um antidepressivo atípico, com baixo potencial de efeitos anticolinérgicos e na condução cardíaca, e que tem sido prescrito em uso associado a outros antidepressivos – notavelmente, inibidores seletivos da recaptação da serotonina (ISRS) –, principalmente em pacientes com sintomas residuais de insônia. Com relação ao mecanismo de ação, a trazodona tem ação antagonista dos receptores $5-HT_2$ da serotonina e, em menor grau, ação inibidora de sua recaptação. No que se refere ao antagonismo do receptor $5-HT_2$, a trazodona mostra afinidade pelos subtipos do receptor $5-HT_{2A}$ ou $5HT_{1C}$, que são funcionalmente semelhantes. A trazodona provoca dessensibilização dos autorreceptores de serotonina somatodendríticos e tem propriedades alfa-1-adrenolítica leve, mas praticamente não atua nos receptores histaminérgicos ou colinérgicos. O benefício terapêutico para insônia pode estar associado aos seus efeitos antagonistas pós-sinápticos nos receptores $5-HT_{2A/C}$, que podem desempenhar papel importante na regulação do SOL, fase profunda do sono não REM. Em contraste com muitos antidepressivos, a trazodona possui atividade sedativa, reduz a latência do sono e aumenta a continuidade do sono e a porcentagem do SOL, além de não alterar e nem manter o sono REM. Tal medicamento é geralmente prescrito para insônia em doses menores do que aquelas preconizadas para depressão, de 50 a 100 mg, lembrando que sua farmacocinética é idade-dependente, o que requer ajuste de dose para idosos. Estima-se que os antidepressivos que apresentam propriedades de bloqueio preferencial $5-HT_2$ são considerados uma boa opção de tratamento para pacientes com depressão e insônia.[53] Não há relatos de aumento de peso significativo com a trazodona, como ocorre com outros antidepressivos sedativos. De modo geral, o uso isolado da trazodona em dose única, à noite, melhora significativamente a insônia, e pacientes voltam a apresentar eficiência do sono normal similar ao grupo controle.

Existem alguns poucos estudos avaliando o efeito da trazodona em insônia primária (atual distúrbio de insônia) não associado a depressão. Um deles, um estudo controlado que avaliou o efeito da trazodona de liberação imediata no sono de pacientes com insônia primária, mostrou que a trazodona foi eficaz na manutenção do sono, o que se pode esperar, tendo em vista as características de sua meia-vida de eliminação. Houve efeitos residuais comparado com placebo; porém, não intensos.[54]

A mirtazapina é um antidepressivo com duplo mecanismo de ação. Bloqueia os auto e heterorreceptores alfa-2 adrenérgicos (os quais são responsáveis pelo controle da liberação da noradrenalina e da serotonina), e é um potente antagonista dos receptores $5-HT_2$ e $5-HT_3$, tendo baixa afinidade para receptores $5-HT_{1A}$, o que resulta no incremento da transmissão $5-HT_1$, aumentando, então, a serotonina e um pouco a noradrenalina. Esse duplo mecanismo de ação é responsável por seu rápido início de ação. Sua alta afinidade pelo receptor H_1 (histaminérgico) lhe confere efeito sedativo, mas ela pode estar associada a aumento de peso. Seus efeitos no sono são similares aos da trazodona, tanto em voluntários normais quanto em pacientes com depressão, com redução na latência do sono, aumento do tempo total de sono, aumento de ondas lentas e redução dos despertares. Não parece afetar de maneira significativa o sono REM. Além disso, houve melhora subjetivo--objetiva do sono em estudos.[55]

A agomelatina é um novo antidepressivo com perfil farmacológico inovador. Trata-se de um potente agonista dos receptores da melatonina 1 e 2 (MT1 e MT2) e apresenta um efeito antagonista dos receptores serotoninérgicos 5-HT$_{2C}$. A agomelatina não tem afinidade significativa para receptores muscarínicos, histamínicos, adrenérgicos, noradrenérgicos, dopaminérgicos ou receptores do subtipo 5-HT$_1$, que podem estar relacionados a efeitos colaterais conhecidos.

A agomelatina melhora a sincronização dos ritmos circadianos, o que poderia contribuir na melhora do humor em pacientes com depressão. Ensaios clínicos têm demonstrado eficácia no tratamento da depressão em doses de 25 a 50 mg.[56] Tal como a mirtazapina, a agomelatina também não é indicada primariamente para o distúrbio de insônia isolado.

Por fim, a doxepina é um antidepressivo tricíclico que foi aprovado pelo FDA em 1974. Ao longo de muitos anos, tem se mostrado um antidepressivo relativamente seguro e efetivo. A sedação parece ser um de seus efeitos colaterais mais comuns e dose-dependente. A doxepina afeta múltiplos sistemas de neurotransmissores e, recentemente, o interesse na doxepina foi renovado no tratamento da insônia, por seu potente efeito antagonista H$_1$ específico quando em baixas doses. Alguns estudos avaliaram o uso da doxepina, nas doses 1, 3 e 6 mg em pacientes adultos e idosos com insônia crônica primária e insônia transitória. Tais doses são menores do que as utilizadas para tratamento de depressão, como ocorre com outros antidepressivos sedativos, como trazodona e mirtazapina. Na maioria dos estudos, o medicamento foi bem tolerado, seguro e eficaz em todas as doses, produzindo melhora significativa subjetiva e objetiva do sono, com efeitos colaterais comparáveis ao placebo, sem efeitos residuais ou comprometimento de memória no dia seguinte.[57]

Antipsicóticos

Drogas antipsicóticas, muitas vezes, são utilizadas para produzir sedação. Esse efeito sedativo é encontrado em alguns antipsicóticos e tem particular interesse para tratamento de quase todas as formas de psicose, incluindo os quadros de esquizofrenia, transtornos esquizoafetivos, quadros afetivos que cursam com sintomas psicóticos e psicoses associadas a doenças mentais. Também têm sido indicados como ansiolíticos ou sedativos em pacientes com grande risco de desenvolver dependência de benzodiazepínicos.

Entre os antipsicóticos com efeito sedativo, destacam-se a olanzapina e a quetiapina. No caso da olanzapina, o aumento do SOL parece ser devido a um possível bloqueio central dos receptores 5-HT$_{(2C)}$. Os efeitos colaterais de sedação, sonolência diurna e hipotensão ortostática estão, provavelmente, relacionadas ao bloqueio de receptores adrenérgicos alfa-1 centrais e periféricos, mas também podem ter relação com o bloqueio de receptores H$_1$, no caso das fenotiazinas. Apesar de seu uso estar cada vez mais difundido, os antipsicóticos exibem limitações por seu perfil de segurança. Os antipsicóticos apresentam efeitos inconsistentes nos padrões de sono, mas tendem a normalizar as alterações de sono características de muitos transtornos psicóticos. Deve-se ter cuidado ao prescrever agentes com potência moderada e alta, começando com doses baixas e fracionadas, com a expectativa de que os idosos necessitarão de doses menores do que as usadas para pacientes mais jovens.[58] Outras indicações dos antipsicóticos poderiam incluir casos de insônia severa e/ou crônica que apresentam resposta insatisfatória aos tratamentos realizados, quando houver risco de dependência a benzodiazepínicos ou análogos. Mais recentemente, a quetiapina tem sido prescrita por seu efeito sedativo e por melhor perfil de efeitos colaterais, em relação a outros antipsicóticos. A maioria dos estudos sobre os efeitos sedativos da quetiapina inclui pacientes psiquiátricos com depressão uni ou bipolar, bem como transtornos psicóticos, mas alguns resultados em idosos com demência ou comportamentos de agitação noturna também têm sido vistos com bons resultados com doses baixas em relação às doses com efeito antipsicótico. A quetiapina foi desenvolvida para tratamento de transtornos psiquiátricos, mas seu antagonismo dos receptores H$_1$ histaminérgico e 5-HT$_{2A}$ serotoninérgicos já em baixas doses lhe confere efeito sedativo. No entanto, ainda faltam estudos robustos que avaliem a eficácia e a segurança desse medicamento para tratamento do distúrbio de insônia.[59] Quetiapina de LI, em doses a partir de 25 mg (ou menos), à noite promove a consolidação do sono. Atualmente, a apresentação de liberação prolongada também tem sido estudada.

Em resumo, o que é conhecido sobre o uso de antipsicóticos em insônia: olanzapina e quetiapina melhoraram o sono de voluntários saudáveis; quetiapina melhorou o sono de pacientes com insônia com baixo nível de evidência até o momento; efeitos colaterais foram comuns com esses medicamentos. Não se conhece ainda o quanto eles são comparáveis aos hipnóticos tradicionais.

Antagonistas da hipocretina/orexina

Hipocretinas ou orexinas são peptídeos produzidos pelo hipotálamo lateral que exercem papel proeminente na manutenção do estado de vigília por ativar os receptores hipocretina 1 e 2, localizados em áreas ativas durante a vigília. Tais neuropeptídeos apresentam ação sinérgica com a histamina na manutenção do estado de vigília, possivelmente via receptores histaminérgicos H_1 ou H_3. A hipocretina ativa os neurônios histaminérgicos via receptores HCT_2. Além disso, também contribui para o processamento da atenção e da vigilância, possivelmente mediado por neurônios e vias colinérgicas. Hipocretina 1 ou orexina A aumentam a liberação de acetilcolina na formação reticular pontina, também mediando seu efeito na vigília.

Existem novos agentes antagonistas da orexina em avaliação clínica e pré-clínica para o tratamento da insônia. Entre eles, o único aprovado e liberado até o momento é o Suvorexant®. Um estudo de eficácia e segurança desse medicamento em 522 pacientes com insônia, sendo 322 alocados no grupo que recebeu doze meses de tratamento com Suvorexant®. Mais de um ano após, o evento adverso mais comum foi sonolência, relatado por 69 pacientes (13%) que receberam Suvorexant® e sete (3%) que receberam placebo. Alguns estudos anteriores se referem a efeito residual de sonolência pela manhã, em maior ou menor grau, dose-dependente. Suvorexant® foi eficaz na melhora do sono e geralmente seguro nas doses de 40 mg para adultos e 30 mg para idosos.[60]

Tratamento não farmacológico

Terapias cognitivo-comportamentais

As terapias comportamentais mostram ser o tratamento de escolha para pacientes com insônia primária, tanto quando usadas isoladamente, quanto em associação à terapia farmacológica. Consiste de técnicas que abrangem desde a formação de hábitos adequados até a terapia cognitiva, mudando o conceito que o paciente tem de sua doença e o que isso representa em sua vida. O foco do tratamento comportamental é modificar as situações e os pensamentos que mantenham a insônia, modificar os hábitos inadequados com relação ao sono, reduzir o despertar autonômico e cognitivo, alterar crenças e atitudes sobre o sono e educar os pacientes sobre práticas saudáveis para o sono.[61,62]

As principais técnicas cognitivo-comportamentais baseiam-se em higiene do sono (incorporar hábitos adequados à promoção do sono), controle de estímulos (eliminação ou substituição de comportamentos que podem prejudicar o sono; refere-se a instruções que ajudam o paciente com insônia a estabelecer um adequado ritmo sono-vigília e que têm como objetivo associar o quarto e a cama ao rápido início do sono), restrição de sono (encurtar o tempo na cama ao tempo total de sono que o paciente estima ter efetivamente por noite; o objetivo dessa terapia é consolidar o sono, por meio da restrição do tempo que o paciente passa na cama), terapia cognitiva ("distrair" e desviar a atenção do paciente para o que lhe impede de dormir; o trabalho é feito no sentido de fazer o paciente lidar com o problema, de modo que ele não lhe pareça uma catástrofe, substituindo conceitos e hábitos disfuncionais por outros mais apropriados), e relaxamento e relaxamento monitorado (técnicas de *biofeedback* com obtenção do relaxamento condicionado e consequente redução do tônus simpático).

A modalidade de terapia em grupo para insônia tem se mostrado tão efetiva quanto a individual.[63] Essa abordagem tem sido utilizada com sucesso e se mostrado mais econômica para os pacientes.

Ainda que a abordagem farmacológica da insônia tenha as vantagens do fácil acesso, disponibilidade (sendo inclusive passível de reembolso em algumas seguradoras de saúde) e efetividade em curto prazo, é possível que, em longo prazo, a perda de eficácia terapêutica, e a ocorrência de dependência e abuso, bem como os efeitos colaterais, possam limitar seu uso.

A abordagem cognitiva-comportamental, por sua vez, apresenta poucos efeitos colaterais conhecidos, sendo eficaz no tratamento do distúrbio de insônia, por tratar especificamente fatores associados à perpetuação dos sintomas. Seus efeitos positivos, de acordo com a literatura, persistem em longo prazo quando comparáveis a hipnoindutores, como zolpidem, zopiclona e temazepam.[64] Estudos recentes sugerem que a terapia cognitivo-comportamental para a insônia seja ao menos tão eficaz em longo prazo quanto as medicações hipnóticas, com efeitos que podem ser até mesmo mais duráveis.[64] Da mesma maneira, alguns estudos sugerem que técnicas de terapia cognitivo-comportamental para a insônia podem alterar marcadores neurobiológicos do hiperalerta, como a temperatura corporal, embora sem modificar o cortisol plasmático.[65]

Por outro lado, a abordagem cognitivo-comportamental do distúrbio de insônia apresenta algumas desvantagens ou limitações importantes. A necessidade de absoluta adesão ao tratamento é uma delas. Durante as primeiras semanas de tratamento com restrição de tempo no leito, por exemplo, notam-se frequentemente sonolência diurna e fadiga, o que pode desencorajar os pacientes, fazendo-os descontinuar as sessões. A terapia cognitivo-comportamental para a insônia não é uma terapia de fácil acesso e não há muitos profissionais habilitados nessa área. Deve-se salientar também que o paciente com insônia crônica, cuja qualidade de vida e funcionalidade diurna estão prejudicadas, deseja uma resposta rápida para seu problema, não se dispondo muitas vezes a esperar que a terapia cognitivo-comportamental para a insônia produza efeitos, o que pode demorar entre duas e três semanas.

Finalmente, uma limitação importante reside no fato de a maioria dos estudos focarem-se na eficácia do tratamento do distúrbio de insônia (insônias primárias) e não no das insônias comórbidas ou naquelas associadas aos transtornos psiquiátricos. Parece haver indicação na literatura de que a terapia cognitivo-comportamental para a insônia seja igualmente eficaz nesses casos,[66] mas estudos específicos ainda são necessários para fazer a afirmação com certeza. Da mesma maneira, ainda não existe um número de estudos consistente comparando a terapia cognitivo-comportamental para a insônia com outras drogas, além das drogas Z.[64]

Fototerapia e exercício físico

A exposição à luz pode influenciar na amplitude e na fase dos ritmos circadianos humanos, podendo ter papel importante no tratamento da insônia relacionada a ciclos irregulares de vigília-sono. As principais indicações dessa técnica são: síndrome do atraso e do avanço da fase de sono, transtorno afetivo sazonal, quadros demenciais e condições que envolvam mudança de fuso horário e trabalho em turno.

A inatividade é fator de piora e manutenção da insônia; exercícios físicos leves a moderados para a idade já são suficientes para obtenção de resultados.[67] Além disso, a terapia ocupacional e a socialização do insone, especialmente do idoso, podem ser fatores protetores para insônia. Finalmente, o tratamento dos sintomas relacionados à menopausa por meio da reposição hormonal pode melhorar o sintoma de insônia, quando indicado.

Em resumo, insônia é, de modo geral, um distúrbio crônico, que causa consequências econômicas, sociais e de saúde geral. A associação do tratamento das comorbidades ou do transtorno ou doença de base com o tratamento farmacológico mais apropriado e as terapias não farmacológicas parece ser superior ao resultado de cada modalidade de tratamento isolada.

A definição de insônia resistente não é clara. No entanto, estudo avaliou retrospectivamente casos de insônia crônica tratados com hipnóticos em longo prazo e resistentes ao tratamento. Os autores notaram um número expressivo de pacientes com insônia residual. Os pacientes com "insônia psiquiátrica" parecem ter percebido sua condição como mais problemática do que um grupo de controle de pacientes com insônia, sem problemas de saúde mental. Ainda assim, ambos os grupos de insônia apresentaram altos índices de apneia obstrutiva do sono objetivamente diagnosticada, condição médica associada à fragmentação do sono. Esses resultados dão suporte às diretrizes do FDA e da American Academy of Sleep Medicine, no sentido de reavaliar pacientes com insônia crônica que manifestam sintomas residuais, apesar do uso noturno de medicamentos de prescrição para o sono.[68]

CONCLUSÕES E RESUMO

Insônia é um distúrbio prevalente e pode estar associado a vários transtornos mentais e psiquiátricos. Sua incidência parece aumentar na população geral. Novos manuais diagnósticos descrevem distúrbio de insônia de maneira separada de suas comorbidades, quando existentes. Insônia com duração curta do sono é um marcador confiável de gravidade e impacto clínico do distúrbio. É possível que insônia com duração encurtada do sono possa responder a tratamentos biológicos, enquanto insônia com duração normal de sono possa responder melhor a intervenções psicológicas isoladamente. Insônia persistente e com tempo encurtado de sono é fator de risco para depressão, doenças cardiovasculares e mortalidade. Pacientes com insônia resistente ao tratamento, tomando medicação hipnótica, exigem avaliações médica e psiquiátrica adicionais. A PSG parece ser uma ferramenta de avaliação útil para pacientes com insônia resistente ao tratamento. Os distúrbios respiratórios do sono podem ser comuns em pacientes com insônia resistente ao tratamento.

Por fim, observa-se a necessidade de estudos randomizados mostrando efeito do tratamento efetivo na redução do risco cardiovascular e da mortalidade cardiovascular e geral.

▮ REFERÊNCIAS

1. American Academy of Sleep Medicine. International Classification of Sleep Disorders - Third Edition (ICSD-3) Darien (IL): American Academy of Sleep Medicine; 2014.

2. American Psychiatric Association. (2013). Diagnostic and statistical manual of mental disorders. 5.ed. Arlington, VA: American Psychiatric Publishing; 2013.

3. Parthasarathy S, Vasquez MM, Halonen M, Bootzin R, Quan SF, Martinez FD, Guerra S. Persistent insomnia is associated with mortality risk. Am J Med. 2015 Mar;128(3):268-75.

4. Morin CM, LeBlanc M, Daley M, Gregoire JP, Mérette C. Epidemiology of insomnia: prevalence, self-help treatments, consultations, and determinants of help-seeking behaviors. Sleep Med. 2006 Mar;7(2):123-30.

5. Castro LS, Poyares D, Leger D, Bittencourt L, Tufik S. Objective prevalence of insomnia in the São Paulo, Brazil epidemiologic sleep study. Ann Neurol. 2013;74(4):537-46

6. McCall WV. A psychiatric perspective on insomnia. J Clin Psychiatry. 2001;62 Suppl 10:27-32.

7. Pallesen S, Sivertsen B, Nordhus IH, Bjorvatn B. A 10-year trend of insomnia prevalence in the adult Norwegian population. Sleep Med. 2014;15(2):173-9.

8. Roth T. Insomnia: definition, prevalence, etiology, and consequences. J Clin Sleep Med. 2007; 3(5 Suppl):S7-10.

9. Levenson JC, Kay DB, Buysse DJ. The pathophysiology of insomnia. Chest. 2015; 147(4):1179-92.

10. Saper CB, Cano G, Scammel TE. Homeostatic, circadian and emotional regulation of sleep. J Comp Neurol. 2005;493(1):92-8.

11. Borbély AA. A two process modelo of sleep regulation. Hum Neurobiol. 1982;1:(3):195-204.

12. Lack LC, Gradisar M, Van Someren EJ, Wright HR, Lushington K. The relationship between insomnia and body temperatures. Sleep Med Rev. 2008;12:(4):307-17.

13. Spielman AJ, Caruso LS, Glovinsky PB. A behavioral perspective on insomnia treatment. Psychiatr Clin North Am. 1987;10:(4):541-53.

14. Schutte-Rodin S, Broch L, Buysse D, Dorsey C, Sateia M. Clinical guideline for the evaluation and management of chronic insomnia in adults. J Clin Sleep Med. 2008;4(5):487-504.

15. Bastien CH, Vallières A, Morin CM. Validation of the Insomnia Severity Index as an outcome measure for insomnia research. Sleep Med. 2001;2(4):297-307.

16. Castro LS. Adaptação e validação do índice de gravidade de insônia (IGI): caracterização populacional, valores normativos e aspectos associados, 2011; Departamento de Psicobiologia. São Paulo, UNIFESP. Mestrado.

17. Benca RM. Consequences of insomnia and its therapies. J Clin Psychiatry. 2001;62 Suppl 10:33-8.

18. Ohayon MM, Roth T. Place of chronic insomnia in the course of depressive and anxiety disorders. J Psychiatr Res. 2003;37(1):9-15.

19. Hayes D Jr, Anstead MI, Ho J, Phillips BA. Insomnia and chronic heart failure. Heart Fail Rev. 2009;14(3):171-82.

20. Roane BM, Taylor DJ. Adolescent insomnia as a risk factor for early adult depression and substance abuse. Sleep. 2008;31(10):1351-6.

21. Laugsand LE, Strand LB, Vatten LJ, Janszky I, Bjørngaard JH. Insomnia symptoms and risk for unintentional fatal injuries – the HUNT Study. Sleep. 2014;37(11):1777-86.

22. Overland S, Glozier N, Sivertsen B, Stewart R, Neckelmann D, Krokstad S, Mykletun A. A comparison of insomnia and depression as predictors of disability pension: the HUNT Study. Sleep. 2008;31(6):875-80.

23. Stoller MK. Economic effects of insomnia. Clin Ther. 1994;16(5):873-97; discussion 854.

24. Araújo T, Jarrin DC, Leanza Y, Vallières A, Morin CM. Qualitative studies of insomnia: Current state of knowledge in the field. Sleep Med Rev. 2017 Feb;31:58-69.

25. Sasai T, Inoue Y, Komada Y, Nomura T, Matsuura M, Matsushima E. Effects of insomnia and sleep medication on health-related quality of life. Sleep Med. 2010;11(5):452-7.

26. Mallon L, Broman JE, Hetta J. Sleep complaints predict coronary artery disease mortality in males: a 12-year follow-up study of a middle-aged Swedish population. J Intern Med. 2002;251(3):207-16.

27. Vgontzas AN, Fernandez-Mendoza J, Liao D, Bixler EO. Insomnia with objective short sleep duration: the most biologically severe phenotype of the disorder. Sleep Med Rev. 2013;17(4):241-54.

28. Meng L, Zheng Y, Hui R. The relationship of sleep duration and insomnia to risk of hypertension incidence: a meta-analysis of prospective cohort studies. Hypertens Res. 2013;36(11):985-95.

29. Sofi F, Cesari F, Casini A, Macchi C, Abbate R, Gensini GF. Insomnia and risk of cardiovascular disease: a meta-analysis. Eur J Prev Cardiol. 2014;21(1):57-64.

30. Miller EH. Women and insomnia. Clin Cornerstone. 2004;6 Suppl 1B:S8-18.

31. Guilleminault C, Palombini L, Poyares D, Chowdhuri S. Chronic insomnia, postmenopausal women, and sleep disordered breathing: part 1. Frequency of sleep disordered breathing in a cohort. J Psychosom Res. 2002;53(1):611-5.

32. Voderholzer U, Al-Shajlawi A, Weske G, Feige B, Riemann D. Are there gender differences in objective and subjective sleep measures? A study of insomniacs and healthy controls. Depress Anxiety. 2003;17(3):162-72.

33. Foley DJ, Monjan AA, Brown SL, Simonsick EM, Wallace RB, Blazer DG. Sleep complaints among elderly persons: an epidemiologic study of three communities. Sleep. 1995;18(6):425-32.

34. Ganguli M, Reynolds CF, Gilby JE. Prevalence and persistence of sleep complaints in a rural older community sample: the MoVIES project. J Am Geriatr Soc. 1996;44(7):778-84.

35. Phillips B, Ancoli-Israel S. Sleep disorders in the elderly. Sleep Med. 2001;2(2):99-114.

36. Smagula SF, Stone KL, Fabio A, Cauley JA. Risk factors for sleep disturbances in older adults: Evidence from prospective studies. Sleep Med Rev. 2016;25:21-30.

37. Ancoli-Israel S, Bliwise DL, Nørgaard JP. The effect of nocturia on sleep. Sleep Med Rev. 2011;15(2):91-7.

38. Ancoli-Israel S, Cooke JR. Prevalence and comorbidity of insomnia and effect on functioning in elderly populations. J Am Geriatr Soc. 2005;53(7 Suppl):S264-71.

39. Thorell K, Ranstad K, Midlöv P, Borgquist L, Halling A. Is use of fall risk-increasing drugs in an elderly population associated with an increased risk of hip fracture, after adjustment for multimorbidity level: a cohort study. BMC Geriatr. 2014 Dec 4;14:131.

40. Poyares D, Guilleminault C, Ohayon MM, Tufik S. Chronic benzodiazepine usage and withdrawal in insomnia patients. J Psychiatr Res. 2004;38(3):327-34.

41. Remulla A, Guilleminault C. Somnambulism (sleepwalking). Expert Opin Pharmacother. 2004;5(10):2069-74.

42. Gagnon JF, Postuma RB, Montplaisir J. Update on the pharmacology of REM sleep behavior disorder. Neurology. 2006;67(5):742-7.

43. Fernandes C, Arnot MI, Irvine EE, Bateson AN, Martin IL, File SE. The effect of treatment regimen on the development of tolerance to the sedative and anxiolytic effects of diazepam. Psychopharmacology (Berl). 1999;145(3):251-9.

44. Kales A, Manfredi RL, Vgontzas AN, Bixler EO, Vela-Bueno A, Fee EC. Rebound insomnia after only brief and intermittent use of rapidly eliminated benzodiazepines. Clin Pharmacol Ther. 1991;49(4):468-76.

45. Krystal AD, Erman M, Zammit GK, Soubrane C, Roth T; ZOLONG Study Group. Long-term efficacy and safety of zolpidem extended-release 12.5 mg, administered 3 to 7 nights per week for 24 weeks, in patients with chronic primary insomnia: a 6-month, randomized, double-blind, placebo-controlled, parallel-group, multicenter study. Sleep. 2008;31(1):79-90.

46. Roth T, Krystal A, Steinberg FJ, Singh NN, Moline M. Novel sublingual low-dose zolpidem tablet reduces latency to sleep onset following spontaneous middle-of-the-night awakening in insomnia in a randomized, double-blind, placebo-controlled, outpatient study. Sleep. 2013;36(2):189-96.

47. Walsh JK, Krystal AD, Amato DA, Rubens R, Caron J, Wessel TC, Schaefer K, Roach J, Wallenstein G, Roth T. Nightly treatment of primary insomnia with eszopiclone for six months: effect on sleep, quality of life, and work limitations. Sleep. 2007;30(8):959-68.

48. Wade AG, Crawford G, Ford I, McConnachie A, Nir T, Laudon M, Zisapel N. Prolonged release melatonin in the treatment of primary insomnia: evaluation of the age cut-off for short- and long-term response. Curr Med Res Opin. 2011;27(1):87-98.

49. Richardson GS, Zee PC, Wang-Weigand S, Rodriguez L, Peng X. Circadian phase-shifting effects of repeated ramelteon administration in healthy adults. J Clin Sleep Med. 2008;4(5):456-61.

50. Johnson MW, Suess PE, Griffiths RR. Ramelteon: a novel hypnotic lacking abuse liability and sedative adverse effects. Arch Gen Psychiatry. 2006;63(10):1149-57.

51. Leger D, Quera-Salva MA, Vecchierini MF, Ogrizek P, Perry CA, Dressman MA. Safety profile of tasimelteon, a melatonin MT1 and MT2 receptor agonist: pooled safety analyses from six clinical studies. Expert Opin Drug Saf. 2015;14(11):1673-85.

52. Walsh JK, Schweitzer PK. Ten-year trends in the pharmacological treatment of insomnia. Sleep. 1999;22(3):371-5.

53. Bon OL. Low-dose trazodone effective in insomnia. Pharmacopsychiatry. 2005;38(5):226.

54. Paterson L, Nutt DJ, Durant C, Wilson SJ. Efficacy of trazodone in primary insomnia: A double-blind randomized placebo controlled polysomnographic study. Eur Neuropsychopharm. 2009;19:S385-6.

55. Schittecatte M, Dumont F, Machowski R, Cornil C, Lavergne F, Wilmotte J. Effects of mirtazapine on sleep polygraphic variables in major depression. Neuropsychobiology. 2002;46(4):197-201.

56. Srinivasan V, Brzezinski A, Pandi-Perumal SR, Spence DW, Cardinali DP, Brown GM. Melatonin agonists in primary insomnia and depression-associated insomnia: are they superior to sedative-hypnotics? Prog Neuropsychopharmacol Biol Psychiatry. 2011;35(4):913-23.

57. Ancoli-Israel S. Low-dose doxepin (Silenor) for insomnia. Med Lett Drugs Ther. 2010;52(1348):79-80.

58. Wortelboer U, Cohrs S, Rodenbeck A, Rüther E. Tolerability of hypnosedatives in older patients. Drugs Aging. 2002;19(7):529-39.

59. Anderson SL, Vande Griend JP. Quetiapine for insomnia: A review of the literature. Am J Health Syst Pharm. 2014 Mar;71(5):394-402.

60. Michelson D, Snyder E, Paradis E, Chengan-Liu M, Snavely DB, Hutzelmann J, et al. Safety and efficacy of suvorexant during 1-year treatment of insomnia with subsequent abrupt treatment discontinuation: a phase 3 randomised, double-blind, placebo-controlled trial. Lancet Neurol. 2014;13(5):461-71.

61. Morin CM. Cognitive-behavioral approaches to the treatment of insomnia. J Clin Psychiatry. 2004;65 Suppl 16:33-40.

62. Morin CM, Bootzin RR, Buysse DJ, Edinger JD, Espie CA, Lichstein KL. Psychological and behavioral treatment of insomnia:update of the recent evidence (1998-2004). Sleep. 2006;29(11):1398-414.

63. Verbeek IH, Konings GM, Aldenkamp AP, Declerck AC, Klip EC. Cognitive behavioral treatment in clinically referred chronic insomniacs: group versus individual treatment. Behav Sleep Med. 2006;4(3):135-51.

64. Mitchell MD, Gehrman P, Perlis M, Umscheid CA. Comparative effectiveness of cognitive behavioral therapy for insomnia: a systematic review. BMC Fam Pract. 2012;13:40.

65. Miller CB, Kyle SD, Gordon CJ, Espie CA, Grunstein RR, Mullins AE, Postnova S, Bartlett DJ. Physiological Markers of Arousal Change with Psychological Treatment for Insomnia: A Preliminary Investigation. PLoS One. 2015;10(12):e0145317.

66. Jungquist CR, O'Brien C, Matteson-Rusby S, Smith MT, Pigeon WR, Xia Y, et al. The efficacy of cognitive-behavioral therapy for insomnia in patients with chronic pain. Sleep Med. 2010;11:302-9.

67. Passos GS, Poyares D, Santana MG, Garbuio SA, Tufik S, Mello MT. Effect of acute physical exercise on patients with chronic primary insomnia. J Clin Sleep Med. 2010;6(3):270-5.

68. Krakow B, Ulibarri VA, Romero EA. Patients with treatment-resistant insomnia taking nightly prescription medications for sleep: a retrospective assessment of diagnostic and treatment variables. Prim Care Companion J Clin Psychiatry. 2010;12(4). pii: PCC.09m00873.

56. Jungquist CR, O'Brien C, Matteson-Rusby S, Smith MT, Pigeon WR, Xia Y, et al. The efficacy of cognitive-behavioral therapy for insomnia in patients with chronic pain. Sleep Med. 2010;11:302-9

57. Passos GS, Poyares D, Santana MG, Garbuio SA, Tufik S, Mello MT. Effect of acute physical exercise on patients with chronic primary insomnia. J Clin Sleep Med. 2010;6(3):270-5.

58. Krakow B, Ulibarri VA, Romero EA. Patients with treatment-resistant insomnia taking nightly prescription medications for sleep: a retrospective assessment of diagnostic and treatment variables. Prim Care Companion J Clin Psychiatry. 2010;12(4). pii: PCC.09m00873.

ÍNDICE REMISSIVO

A

Ácido gama-aminobutírico, 22

Afetividade negativa, 26

Agonista

   do receptor GABA-A, 73

   melatoninérgico, 74

Agorafobia, 23, 25, 26

Amitriptilina, doses e efeitos colaterais de, 15

Angústia, 22

Ansiedade, 39

   antecipatória, 25

   condições médicas com, 27

   de doença, 40

   definição, 22

   etiologia, 22

   patológica, 22

   sinais e sintomas, 22

   substâncias e medicamentos que podem

     provocar quadros de, 28

Antecipação de desastres, 22

Antidepressivo(s)

   dosagens, meia-vida e perfil dos efeitos

     colaterais dos, 57

   doses e efeitos colaterais de alguns, 15

   sedativos, 75

   tricíclicos, 32

Antipsicóticos, 76

Apetite, alteração do, 23

Artrite reumatoide, depressão e, 11

Ataque de pânico, 25

B

Benzodiazepínicos, 32, 72

Boa seca, 23

Bupropiona, dose e efeitos colaterais, 15

C

Cefaleia, 23, 39

Célula *natural killer*, 4

Citalopram, dose e efeitos colaterais de, 15

Citocinas inflamatórias, elevação

   plasmática da, 4

Clínica geral
 estudos de morbidade na, 3
 transtornos de ansiedade na, 21-34
 transtornos mentais na, 1-8
 tratamento da depressão na, 9-20
Clomipramina, dose e efeitos colaterais de, 15
Colagenose, depressão e, 11
Common mental disorders, 3
Curva de Kaplan-Meier, 71

D

Demência(s)
 depressão e, 11
 dos corpos de Lewy, 53
 frontotemporal, 53
 multi-infarto, 53
 vascular subcortical, 53
Depressão, 39
 diretrizes para o tratamento, 13
 doenças médicas que se associam com, 11
 na clínica geral
  populações especiais, 17
  tratamento
   avaliação diagnóstica, 10
   epidemiologia, 10
   farmacoterapia, 13
   intervenções psicoeducativas e
    preventivas, 13
   psicoterapia, 14
   terapias de estimulação cerebral, 16
 patologias clínicas e, 4
 vascular, 55
Desmoralização, 9
Despersonalização, 25
Desrealização, 25
Desvenlafaxina – dose, efeitos
 colaterais, 15, 57
Diabetes mellitus, depressão e, 11
Disfunção
 no processo S, 67
 sexual, 23

Disponibilidade sináptica, 52
Distimia, 10
Distúrbio
 de insônia, 64
 do pânico, 59
Doctor shopping, 43
Doença(s)
 cerebrovasculares, depressão e, 11
 de Alzheimer, tratamento da, 52
 de Creutzfeldt-Jakob, 53
 de Parkinson, depressão e, 11
 pulmonar obstrutiva crônica, 26
Dor
 abdominal, 23
 articular, 39
 genital, 23
 muscular, 23
 no corpo todo, 39
 precordial, 23
Drive de sono após privação, 67
Droga Z, 72, 73
Duloxetina, doses e efeitos colaterais, 15

E

Eletroconvulsoterapia no tratamento
 da depressão, 56
Epilepsia depressão e, 11
Equilíbrio *flip-flop*, 67
Erva-de-são-joão, 160
Escala de Depressão Pós-Parto de Edimburgo
 (EPDS), 12
Escitalopram, dose e efeitos colaterais, 15
Especialista, indicações para
 encaminhamento, 30
Estado de hiperalerta, 66
Estímulo fóbico, 24
Estudo(s)
 de morbidade psíquica na
  clínica geral, 3
 epidemiológicos, 2
Eszopiclona, 74
Exercício físico, 78

F

Fadiga, 23, 39
Farmacoterapia na depressão, 13
Fatores psicossociais, impacto nos transtornos
   mentais, 2
Fibromialgia, 26
   sintomas funcionais em pacientes com, 39
Fluoxetina, dose e efeitos colaterais de, 15
Fluvoxamina, dose e efeitos colaterais, 15
Fobia
   específica, 23, 24, 59
   social, 23, 25, 59
Fototerapia, 78

G

GAD (*Generalized Ansiety Disorder*), 29

H

Hipermobilidade articular, 26
Hipersensibilidade muscular, 39
Hipnótico, meia-vida aproximada de
   eliminação de, 74
Hipocondria, 40
Hipocretinas, 77
Hipoparatireoidismo, depressão e, 11
Hipotireoidismo, depressão e, 11
HIV/Aids, depressão e, 11

I

Idosos
   insônia e, 71
   possível presença de depressão em, 12
   tratamento da depressão na
      clínica médica, 17
Imipramina, doses e efeitos colaterais de, 15
Índice de gravidade de insônia, 69
Insônia, 63
   consequências da, 68
   crônica, critérios diagnósticos da, 64, 65
   em populações especiais, 70
   epidemiologia, 65

idosos e, 71
índice de gravidade de, 69
mulheres e, 70
primária, 64
tratamento
   farmacológico, 72
   não farmacológico, 77
Irritabilidade, 22
IRSN, doses e efeitos colaterais, 15
Isquemia
   cardíaca, depressão e, 11
   coronariana, depressão e, 11

L

Lúpus eritematoso sistêmico, depressão e, 11

M

Medicamentos
   inibidores da monoamina oxidase, 32
   que podem provocar quadros
      de ansiedade, 28
Medidas psicoeducativas, 13
Medo, 22
Melatonina, 74
Micção frequente, 23
Mini-Social Phobia Inventory (Mini-SPIN), 29
Mirtazapina, doses e efeitos colaterais, 15
Modelo dos "três Ps", 67
Mulher(es)
   grávidas
      possível presença de depressão em, 12
      tratamento da depressão na clínica
         médica, 17
   insônia e, 70
   no pós-parto, possível presença de
      depressão em, 12
   perimenopausa
      possível presença de depressão em, 12
      tratamento da depressão na clínica
         médica, 17
   pós-menopausa, tratamento da depressão
      na clínica médica, 17

ÍNDICE REMISSIVO

pós-parto, tratamento da depressão na
clínica
médica, 17
Mutismo seletivo, 23, 24

N

Náuseas, 23
"Nervosismo", 22
Norepinefrina, 22
Nortriptilina, doses e efeitos colaterais de, 15
Nosografia psiquiátrica, 2

O

Ômega 3, 16
Orexina, 77

P

Pacient Health Questionnaire (PHQ), 29
Paciente(s)
  com sofrimento emocional inespecífico, 37
  com transtornos depressivo-ansiosos, 37
  poliqueixosos, 36
  que somatizam, 37
  somatizadores
    atitudes que pioram o tratamento, 45
    crônicos, condutas, 46
Palpitações, 23
Parestesias, 23, 39
Paroxetina, doses e efeitos colaterais, 15
Personalidade, alterações de, 26
PHQ (Paciente Health Questionnaire), 29
Poder somatizador, 43
Preocupações, 22
Programa de Saúde da Família, 3
Psicoterapia cognitivo-comportamental, 56
Psiquiatria na medicina moderna, 2

Q

Quadros dissociativos-conversivos, 39
Queixas somáticas
  difusas, 36

inexplicáveis, 36
  sem explicação médica, categorias do
    CID-10 para, 38
Questionário sobre a Saúde do Paciente
  (PHD), 12

R

Ramelteon®, 74
Rigidez matinal, 39
Ritmo intestinal, alteração do, 39

S

Saúde mental, avanços, 1
Sensações corporais anormais, 36
Serotonina, 22
Sertralina, doses e efeitos colaterais, 15
Síndrome(s)
  de Cushing, depressão e, 11
  do desconforto somático, 39
  do intestino irritável, 26
  funcionais, 38
Sintomas
  físicos
    inexplicáveis, 36
    sem explicação médica,
      fatores de risco para a
      presença de, 42
    somáticos inexplicáveis, fatores de risco
      para presença de, 42
Somatização, 36
  tratamento específico da, 45
Somatizadores, 36
  cuidando dos, 43
  crônicos, condutas para, 46
Sono
  alteração do, 23, 39
  insatisfação com o, 64
Substâncias que podem provocar quadros de
  ansiedade, 28
Sudorese, 23
Sufocação, 23

T

Terapia(s)
 biológicas, 2
 cognitivo-comportamentais, 77
 de estimulação cerebral, 16
 familiar, 56
Tontura, 23
Tranilcipromina, dose e efeitos colaterais, 15
Transtorno(s)
 ansiosos
  nos idosos
   classificação, 58
   comorbidade, 60
   conceito, 58
   diagnósticos, 59
   epidemiologia, 58
   fatores de vulnerabilidade, 59
   prejuízo funcional, 60
   subtipos diagnósticos, 58
   tratamento, 60
 de ansiedade
  classificação, 22
   do Manual Diagnóstico e Estatístico de
    Transtornos Mentais, 23
  de separação, 23
  devido a enfermidades médicas, 28
  diagnóstico, 22
  estratégias terapêuticas para o manejo
   de, 61
  fases do diagnóstico de um, 29
  generalizada, 23, 26, 59
  induzido por substância/medicamento, 23
  induzido por substâncias psicoativas, 27
  manejo dos, 29
   psicoeducação, 31
   tratamento farmacológico, 32
   tratamento psicológico, 31
  na assistência primária, 29
  na clínica geral, 21-34
  não especificado, 28d
  prevalência dos, 59

 questionários para detecção de, 30
 sinais e sintomas, 23
 social, 23
 de ansiedade da separação, 23, 24
 de ansiedade social, 25
 de pânico, 25
 de sintomas somáticos, 40
 demenciais nos idosos
  diagnóstico, 52
  epidemiologia, 51
  tratamento da doença de Alzheimer, 52
 depressivos
  critérios diagnósticos segundo o
   DSM-5, 54
  fatores de risco de risco e
   predisponentes, 55
  nos idosos
   diagnóstico, 54
   epidemiologia, 53
   estressores sociais, 55
   etiologia, 55
   eventos sociais, 55
   quadro clínico, 54
   tratamento, 56
 do desconforto somático, sintomas, 40
 do humor, 53
 do pânico, 23
 mentais
  associação com patologias clínicas
   gerais, 4
  impacto nas incapacitações
   funcionais, 6
  na atenção primária, 5
  na clínica geral
   associações entre transtornos mentais
    e patologias clínicas gerais, 4
   contexto histórico, 1
   estudos de morbidade psíquica na
    clínica geral, 3
   estudos epidemiológicos e sua
    relevância, 2

impacto de fatores psicossociais, 2

morbidade em populações clínicas no Brasil, 3

saúde mental e seus avanços, 1

nos idosos, 51-62

somatizado, 4

somatoformes

antiga classificação, 41

cuidando dos somatizadores, 43

pacientes que somatizam, 37

por que é tão difícil cuidar desses pacientes?, 36

sintomas somáticos inexplicáveis, fatores de risco para a presença de, 42

Tremores, 23

V

Venlafaxina, dose e efeitos colaterais, 15

Vertigem, 23

Z

Zaleplona, 73

Zolpidem, 73

Zolplicona, 75